听《养生堂》主讲赵进喜说

让你腰不酸、肾不虚、病不找：
这样养肾是关键

你的**肾**有多**强**，**生命**就有多**长**！

赵进喜◎编著

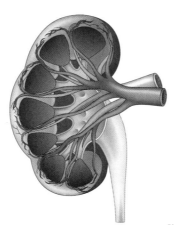

U0364587

化学工业出版社
·北京·

人老肾先老，养肾才是养生的精华。

肾好的男人精力好，肾好的女人福气大。

生活中，早生白发、脱发掉发、不孕不育、腰腿酸软、听力下降、牙齿松动、夜尿频多等等身体的亚健康信号说明了一件事——你的肾已经虚了！要想摆脱这些烦人的症状，养肾补虚才是关键！

在这本书里，资深中医养生专家赵进喜博士将会向你传授一套完整的养肾之道，涵养饮食调养、生活习惯、经络穴位、中药方剂等多方面。让你在最短的时间里提高自己的养肾意识，学到正确的补肾方法，培养实用的护肾习惯，从而实现身体的长青态，让亚健康和衰老离你越来越远。

图书在版编目（CIP）数据

让你腰不酸、肾不虚、病不找：这样养肾是关键 / 赵进喜编著. —北京：化学工业出版社，2017.6
ISBN 978-7-122-29091-5

Ⅰ.①让… Ⅱ.①赵… Ⅲ.①补肾-基本知识 Ⅳ.① R256.5

中国版本图书馆 CIP 数据核字（2017）第 029389 号

责任编辑：郑叶琳 孙小芳 张焕强   装帧设计：张　辉
责任校对：宋　夏

出版发行：化学工业出版社（北京市东城区青年湖南街 13 号　邮政编码 100011）
印　　装：三河市双峰印刷装订有限公司
710mm×1000mm　1/16　印张 15¼　字数 190 千字　2017 年 5 月北京第 1 版第 1 次印刷

购书咨询：010-64518888（传真：010-64519686）　售后服务：010-64518899
网　　址：http://www.cip.com.cn
凡购买本书，如有缺损质量问题，本社销售中心负责调换。

定　　价：38.00 元

序

我们为什么要养肾、补肾？

世界变化快，往往超出你我的想象。

二十年多前，当我提起补肾很重要时，遇到的是不怀好意的窃笑和女士们装作没听到的回避，仿佛我在干什么助纣为虐的龌龊勾当；可是现在您看，电视上很多猛男专用、国家认证、一片顶过去五片的补肾药物，俨然一副不补肾您都不好意思出门的势头。

面对这种情形，我一方面只能苦笑着摇摇头，感慨这世界变化之快和人们的健康意识越来越强；另一方面出于强烈的使命感和职业责任感，有些话不得不说，以免越来越多的人深陷养肾误区而不自知。

按说，这养肾是非常重要的，这年头肾虚的人也非常多，可是补肾根本不是这样补的，养肾也不是那样养的。我们的肾到底有没有毛病，有哪些毛病，哪些人该补肾，该怎样补，我们是需要补肾还是养肾护肾，这都是有讲究的。

怎么能不管三七二十一就买来一些狼虎之药服用？这种对身体严重不负责任的做法，倒是有可能真的让你肾虚。

这么多年来，我见过各种各样的患者。他们年龄不同、职业不同、病因不同、病症不同，但都有着共同的特征：面容苍白或者萎黄、神情颓废、眼睛污浊、头发枯干、声音沙哑、脚步拖沓……

为什么呢？因为他们的肾都不好。

大家记住了，肾好的人，应该是面色红润、精神饱满、眼睛清亮、头发润泽、声音敞亮、步伐矫健的。肾好身体就好，这话一点都没错。

你不要觉得，因为我是治肾病的才会一再强调肾的重要性。首先我们得明白，中医说的肾，跟西医解剖学意义上的肾是不同的，西医的肾是人体内看得见摸得着的器官，在腰部脊椎两侧各有一个。中医里说的肾概念非常宽泛，它是一个庞大复杂的系统，包含了人体的生殖、泌尿、神经、骨髓等各个组织、器官，是"先天之本"。

大家可以这样想想看，肾在五脏中，是处于最底端的，就像我们生命的根本，有了茁壮的根，枝叶想不茂盛都难。如果肾精充足，就能很好地滋养温暖五脏六腑。但是如果肾虚弱，那么其他内脏就像摇摇欲坠的树叶，在努力挣扎不要掉下去，怎么可能生机勃勃。所以，肾虚是相当常见，但也相当严重的问题。

肾虚就是"色"吗？

大家清楚什么是肾虚吗？即便是肾虚的你，也未必知道自己为什么肾虚，怎么个肾虚法。所以当我告诉患者他们肾虚时，很多人会一脸疑惑地说自己性生活不频繁。

他们不知道，导致肾虚的因素有很多，有的人生下来肾精就不足，还有些人是因为饮食不得当、长期熬夜导致的肾虚，并不是都跟性生活有关。所以，补肾也绝对不等于壮阳。

不仅如此，肾虚也分好多种，有人是肾阴虚，有人是肾阳虚，有人是阴阳两虚，有人是气阴两虚，有人是肾精不足，还有人是肾气不固。不同的病因对应不同的病症，当然也要对症下药，否则只会让病情越来越糟糕。

比如，假如是肾阴虚，那么就会火旺，如果还吃温补的药，只会火上浇油；反过来，如果是肾阳虚，就会畏寒怕冷，如果再吃滋阴药，就会变成雪上加霜。

只可惜，现实却是很多男士会开玩笑地说自己肾虚，但等他们真的觉得自己肾虚的时候，出于男性的自尊心等种种因素的考虑，又不愿意去医院看医生，往往自己看广告吃药。可是他们并没有专业能力分辨自己的具体病因，当然也不能正确用药，结果可想而知。

肾虚是不是就是男人的事？很多女孩子会觉得，肾虚是男人的事，而且肾虚的男人都是大色狼。据我了解，这种说法相当深入人心。所以当很多女性患者听说自己肾虚时，总是觉得不可思议，脸上明显写着"你开什么玩笑"。

我没开玩笑。就补肾来说，在很多方面，女性比男性更需要。很多女孩子会特别怕冷、一受凉就拉肚子吧？这就是典型的肾阳虚。还有尿频、月经不调、不孕不育等症状，很大程度上也跟肾虚有关。所以，女孩子们千万别觉得养肾只是男人的事，养肾是每一个人的事，不管你是不是肾虚。

一个人的肾有多强，生命就有多长。假如我们真的肾虚，需要用食物或者药物补肾。可是假如没有肾虚，就需要养肾护肾。养肾解决的是"应该做什么"，护肾解决的是"不应该做什么"，具体该怎么做，正是这本书想要告诉大家的。假如身体健康的人能做好这两点，就能保养好身体的"根"，让自己的健康拥有根本保障。

CONTENTS

... 目录 ...

CONTENTS

... 目录 ...

CONTENTS

... 目录 ...

C O N T E N T S

... 目录 ...

C O N T E N T S

... 目录 ...

C O N T E N T S

... 目录 ...

CONTENTS

... 目录 ...

C O N T E N T S

... 目录 ...

第四章　健肾要动起来 ⊙ 一学就会的健肾小运动

◎健肾强肾的小运动

CONTENTS

... 目录 ...

CONTENTS

... 目录 ...

第五章　中医治疗肾虚 ⊙ 辨证施治，肾虚不扰

第一章

CHAPTER 1

·养肾先要懂肾·
为什么说养生要养肾？

养生先养肾，养肾要趁早

现在，人们生活质量提高了，很多人都开始关注养生和健康，这很好，但是问题也来了。很多网友、学员都爱问我："赵老师，您说养生应该怎么养、养什么？"

大部分人对养生是没有什么头绪的。其实在我看，养生最重要的是要养护我们身体的器官，特别是养肾，因为肾是保证我们健康的最根本脏器，肾好，身体就好。

一、肾是人生的原动力

肾好身体才好的说法是有一定道理的。中医里说的肾的概念主要是从它所具有的功能来界定的，除了包括肾器官，还包括被人们称为"先天之本"的生命系统。中医所说的肾，是包含了人体的生殖、泌尿、神经、骨髓等各个组织、器官的一个系统。

既然肾是一个如此庞大的系统，它所承担的责任也是极其重要的。中医所说的肾的主要作用是调节机体功能，提供人维持生命所需的"元气"和"精"。下面我一一来介绍下这两种物质。

很多朋友喜欢看古装剧，里面的习武之人都要修炼一种叫"元气"的东西，一般要经过数十年的修炼。元气充盈，则内力强大，就能成为拥有盖世武功的高人。但是如果他们在战斗中受伤，伤及元气，就需要很长时间的恢复。若伤势较重，元气耗尽，就会危及生命。

虽然古装剧多是杜撰的，不过也一定程度上说明了元气是人体生命活动的原动力，是人体生命活动的根本能量，也是生命的根本所在，能够维持人体正常运行。可以说没有元气，就没有生命。

▼ 为什么说"肾藏精"？

作为贮藏元气的"宝藏"，我们人体的肾肩负着元气吐纳的重任，也是元气在体内运转的"指挥中心"。肾被称为先天之本、生命之源，是保证我们健康的根本脏器。

那么什么是"精"呢？大家应该都听过"肾藏精"这一说法，早在春秋战国时期成书的《黄帝内经·素问》中，就阐述了这一思想，在《六节藏象论》篇中说："肾者主蛰，封藏之本，精之处也。"《上古天真论》篇中说："肾者主水，受五脏六腑之精而藏之。"

可是，这"精"到底是什么呢？我认为"精"就是能转化成肾气的一种能量，分为先天之精和后天之精。

先天之精是父母所赐的生殖之精，是生育繁殖的最基本物质，用来生育繁殖后代的；后天之精又称脏腑之精，由水谷精微经脏腑化生而成，主要作用是促进人体的生长发育。如果我们的元气充足，不但身体强壮，发育得好，并且长得很对称，性功能也强。

知道了"精"是什么，"肾藏精"就很好理解了，即指肾为精的存储提供了场所，具体来说也有两个意思：一是藏肾本脏之精。这里的精对应先天之精，与人的生殖、生长、发育和衰老有关。肾主管这部分精的生成、储藏和排泄。二是藏五脏六腑水谷之精气，这里的精对应后天之精，是维持生命、滋养人体各组织器官，并促进机体生长发育的基本物质。

如果说"精"是维持生命存在的"食粮"，那么肾虚了就不能藏"藏精"，食粮也就断绝了，人还怎么活呢？居家过日子，只有吃得饱、吃得好，一家人才能安居乐业：吃得饱，孩子才能安心学习；吃得饱，年轻人才能有精力工作；吃得饱，老年人才能放心地安享晚年。

如果温饱问题难以解决，甚至家里闹饥荒，不仅家人的幸福无从谈起，恐怕家人的生命保障都岌岌可危。肾虚也是这个道理。

二、肾有多强，生命就有多长

人这一生的精气神和身体状态，基本上都和肾的强壮与否有直接的关系。人从幼年开始，肾精逐渐充盛，激发牙齿的生出与生长的生理现象；到了青壮年，肾精进一步充盛，机体也发育到了繁盛时期；进入中年，肾精维持在一定范围内上下波动；到了老年，肾精衰退，我们的身体也逐渐衰老，牙齿出现松动，头发变白脱落……

只有肾这个"粮仓"中所藏的维持生命活动、生长发育的基本物质充足，有足够的"食粮"，身体这个大家庭才能健康和睦，兴盛不衰。所以我常常对身边的人说："一个人的肾有多强，生命就有多长。"

我们常说的外在的精气神如何，其实反映的就是我们身体里的这些物质有多充足。那些面色红润、声音洪亮的老人，可以判断他们的肾都无大的损失，这样的老人就会比其他的老人更长寿。

▼ 养好肾就可以貌美如花吗？

肾虚了，不强大了，你的健康就会出问题。比如让很多人感到恐怖的尿毒症，就是慢性肾衰竭，就是肾的脏真之气虚衰，肾中元气衰微了。从中医的角度来看，尿毒症的病根就是多种疾病导致肾元虚衰，肾脏结构发生改变以致肾萎缩了，最后肾脏就失去了功能和活力，所以继而发生多脏器、多系统损伤，水电解质紊乱，酸碱平衡失调，人就一下子垮掉了。

我再说说糖尿病，中医上称之为消渴病。为什么很多人会认为糖尿病患者寿命短呢？实际上糖尿病本身是不致命的，致命的在于如果患者不能及时控制的话，会导致并发症，这其中最要命的就是糖尿病肾病。消渴病久病及肾，肾元虚衰，最终也可以发生尿毒症。

宋代中医著作《圣济总录》上讲："消渴病久，肾气受伤，肾主水，肾气虚衰，气化失常，开合不利，水液凝聚体内而出现水肿。"这句话的意思是，糖尿病患病时间长了，肾气就会受伤，而肾主水，肾气衰弱了，你的身体就不通畅了，体内的水代谢不出去就会水肿。糖尿病控制不好，最受影响的就是肾，肾一开始衰竭，生命就会枯萎。

所以我们中医上说，肾就是人生命的根本，保养好肾脏，就好像树有了茁壮的根和主枝干，叶子想不茂盛都难。肾好则骨骼强壮，骨髓充盛，脑子反应快而且聪明，听力好，有一头乌黑的头发；如果肾虚的话，则会感觉到智力衰退，耳鸣，头发早早发白脱落。

对于女性来说，肾更是保持容貌与体形美的驻颜剂，如果肾脏能量不够，就会导致女性乳房下垂、毛孔粗大、皮肤松垮、头发脱落、脸变形、黑眼圈等，反应也会迟钝起来。总之一句话，肾脏不好，就会提前衰老。想延年益寿，先要把肾调养好。

三、肾有六大功能，每一样都至关重要

有很多对中医感兴趣的朋友会向我询问关于肾的问题。记得有一位朋友问我："赵老师，我在网上看到好多说法，说肾主这个，肾主那个的，到底是什么意思？"具体来说，肾所主管的我们体内的生理活动可归纳为六样：

（一）肾主封藏：生命物质的"储藏室"

"肾主封藏"我们前面讲过。藏，是肾的主要生理功能，肾对于精气具有闭藏的作用。那么为什么体内物质要藏呢？藏对生命有什么重要意义呢？

肾的闭藏，主要是为精气在体内能充分发挥其应有的生理效应，创造良好的条件，不使精气无故流失，影响机体的生长、发育和生殖能力。

人生存所必需的各项活动，不管是生活还是工作，都要消耗我们体内的生命基本物质。因为我们的生命物质要不断被消耗，因此要不断进行补充。补充进来的物质需要藏起来，以维持我们生命活动的需要。这些物质最终藏在肾之中。

肾所藏的物质最重要的是精气，包括前文所说的"先天之精"和"后天之精"。肾所藏的精气包括肾中精气的生理效应。

(二) 肾主性：生育力强弱全靠它

近些年，我的患者中患不孕不育的越来越多。我发现这些人普遍工作压力大，没有合理的作息时间，对肾造成了严重的伤害。我建议他们一定要改变生活习惯，不能仗着年轻就这样损耗肾精，留下不能做父母的终生遗憾。

肾的好坏决定着人的生殖器官的发育能力和生殖能力。肾精是胚胎发育的原始物质，能够促进生殖功能的成熟。肾精的生成、储藏、排泄对繁衍后代起着重要的作用。

我们从幼年开始，肾精随着肾的成长不断充盛，生殖器官逐渐发育成熟，男子便能产生精液，女子则能按时来月经，于是便有了生殖能力。如果肾功能失常，就会导致性功能异常，生殖能力下降。除了不孕不育，还可能会造成闭经、痛经、流产、儿童性早熟等问题。我要奉劝准备要宝宝的年轻人，一定要特别注意肾的保养。

(三) 肾主水：开合之间完成代谢

人每天都会喝很多水，2000毫升是健康成年人每日推荐饮用量。这么多水有什么用呢？水进入体内，首先要输送到各个器官供人体使用，剩下的经代谢系统排出体外。在这个过程中，肾既是一个"处理器"，又是一个"总开关"，负责水在体内的运化过程。

具体来说，水进入人体之后，肾会发挥"处理器"的功能先对水进行气化。通过肾阳的温化、蒸化，连同其他各个内脏的参与，将水输送到全身的各个部分供人体利用。

待身体"喝饱"水后，被利用后产生的废水需要排出去。这时，肾这个"总开关"就会打开，通过排尿、排汗等方式将废水排出；需要把水留在体内的时候，肾这个"总开关"就会关上。

但是如果肾出现了问题，会怎样呢？身体里的水液就不能正常代谢，身体就会出现水肿。比如我经常见到一些患者朋友，小腿浮肿得和大腿似的，其中一个原因就是肾的代谢功能不能正常"打开"。再比如有遗尿和尿失禁的朋友，也是因为肾不能"固摄"，结果该关上的时候关不上。

（四）肾主骨：骨质好坏肾来决定

《素问·宣明五气篇》中说："五脏所主，……肾主骨。"可是，肾主性好理解，它跟骨头有什么关系呢？这是因为，人体骨骼的生长就如同我们家里无土栽培的花草：在一个花盆里面放几个小石块，把花草放进去，然后浇上营养液，花草就可以正常生长了。

骨骼的生长和强壮与无土栽培的道理是一样的，也需要"营养液"的滋养，这个"营养液"就是骨髓。而骨髓是由肾精所化生的。肾精充足，骨髓才会充足，骨骼的营养才会充足，骨骼才会强壮。

老年人经常会发生骨质疏松、骨痛、骨折等问题，就是因为老年人肾气衰弱，身体里的"营养液"不够充足，难以给骨骼提供足够的营养。

《黄帝内经》中还有一种说法叫"齿为骨之余"。我们的牙齿是外在的骨头，牙齿的好坏反映了骨骼的好坏，也反映了肾气的盛衰。如果肾气虚了，牙齿就会出现松动、脱落的问题。老年人牙齿容易脱落，就是肾气虚弱的表现。

（五）肾主纳气：肾气强则声音"亮"

俗话说："人活一口气。"这里的"气"，指的就是呼吸之气。人的呼吸之气虽然是由肺所主的，但呼吸的过程离不开肾的参与。明代张景岳所著的《景岳全书·传忠录》中是这样说的："肺出气也，肾纳气也，故肺为气之主，肾为气之本也。"

在呼吸的过程中，肾能够固摄、受纳肺吸入的气，从而起到调节呼吸的作用。人体正常呼吸运动虽然由肺所主，但吸入的气必须由肾摄纳，经过肺和肾的相互协调才能通畅调匀。有一些唱歌的人，经常练气，使声音从丹田发出，以保证声音饱满，实际上练的就是肾主纳气的功能。

呼吸的深度和肾主封藏的功能也有关系。肾主封藏的功能比较强，气就能被封藏住；若是肾主封藏的功能出现问题了，气自然就不能很好地被藏到肾之中。如果肾功能失调，吸入之气不能归纳于肾，就会出现呼多吸少、气短、气喘等病理反应。

在临床上我见过不少患者朋友，呼吸起来好像"只有出气没有进气"似的，还有一些气喘患者喘得比较厉害，这都表明他们肾主纳气的功能出现问题了，治疗上应补肾、纳气、平喘。

因此，如果您不小心患上呼吸系统的毛病，在久治不愈的情况下，是不是应该换个角度考虑？是不是有可能是肾出现了问题呢？

（六）肾主生髓：滋养大脑聪慧明目

《黄帝内经》记载："肾主骨生髓通于脑。"因为肾是藏精的，精是生髓的，因此肾功能也会影响到脑功能。髓可分为骨髓、脊髓、脑髓三部分。

骨髓藏于全身骨骼之中，起到营养骨头的作用。骨髓汇聚到脊髓，最终又汇入到脑髓之中，所以中医认为"脑为髓之海"。骨髓、脊髓、脑髓是人体的精华，是由肾精所化生的，所以脑的营养是来源于肾精的。

肾精充足，大脑得其滋养，就会使人头脑发达、精力充沛、记忆力强。反之，若肾精不足，脑髓也就不足，对小孩来说，就会造成大脑发育不全，智力低下，甚至先天呆傻；而成年人多表现为思维迟缓、精神不振、记忆力减退、注意力不集中，严重者还会发展成为健忘症。

为什么在我们身边患痴呆的老年人比较多呢？就是因为老人肾气虚，"主骨生髓通脑"的功能弱了，脑也就得不到足够的滋养了。所以若想记忆力好、注意力集中，养好肾很关键。

四、五脏六腑，肾常被认为是"老大哥"

在了解了"肾主六样"后，你一定会觉得，肾好忙啊，有这么多工作要做。所以啊，我要再次提醒大家，一定要对你的肾好一点。

在五脏六腑中，肾常被认为是"老大哥"，为什么这么说呢？因为肾的功能和重要性在五脏中居于首位，与其他内脏之间也有着千丝万缕的联系。

肾强大了，对其他内脏器官会有强大的支撑和保护，我们人体的健康也就有了保障。接下来，让我们看看肾和重要内脏器官到底是怎样的关系，当你搞清楚这些联系之后，相信你会更重视我们身体的那对儿宝——肾。

（一）肝肾同源：肾肝要同时养护

《素问·五运行大论》是这样阐述肝肾关系的："北方生寒，寒生水，水生咸，咸生肾，肾生骨髓，髓生肝。"我们从中可以看出肝肾两脏之间相互联系、相互影响的密切关系。

　　肝肾的结构和功能虽有一定差异，但起源相同，肝藏血，肾藏精，精血同源，故肝肾同源。在先天，肝肾共同起源于生殖之精；在后天，肝肾共同受肾所藏的先后天之精的充养。

　　中医认为，肝属木，肾属水，水生木。显然，木头的生长是离不开水的，肝脏也离不开肾的滋养。有的人光去补肝而不养肾，就好像虽然很努力地种树，却不懂得浇水，树木定然是长不大的。

　　肝肾的功能必须协同合作，才会持久而有效。肝若是枪，肾就是弹药库。能否强硬，靠的是肝的功能；但能否持久，却依赖肾精的支持。

　　肝肾的生理病理密切相关，如果一个人的肝出现了问题，那么他的肾十有八九也有毛病；反过来，肝血不足也会影响到肾精的收藏，并且还会导致肾精亏损。因此，想要保护肾脏就必须保护肝脏，只有肝血充足了，人才能肾阳充盈，精力旺盛。

（二）心肾相交：水火相济要平衡好

　　在中国古代文化中，凡事都有阴阳之分。大家都见过太极图，是由阴阳两部分组成，彼此相生相克，当然人的身体里也有阴阳。

　　人体中，肾主水，心主火，心与肾的关系就好比太极图，阴阳相交，水火相济。心的位置在上，故心火必须下降到肾，使肾水暖起来，不会寒冷；肾的位置居下，故肾水必须上达于心，控制心火，不会亢奋。这种关系并不是斗争关系，而是一种平衡关系，帮助我们维持生命。这种关系一旦失衡，就说明心与肾不能和平共处了。

　　心肾不交，则火水不济，身心就会出毛病。家里有老人的朋友都知道，人老了会出现一些与正常情况相反的现象：哭起来没有眼泪，笑起来眼泪就出来了；现在的事情告诉他马上就忘记了，但很久以前的事情都会记得很清楚。

心肾不交最主要的症状是失眠，其次是焦虑、心烦，就是俗话说的"百爪挠心"，另外还伴有情绪易激动。这就是心肾不交，水火不交了。道家有个办法，不管老年、中年或是少年，失眠时，把身体蜷起来睡，变成婴儿状态，将两个脚缩拢，两手也抱起来，这是帮助心肾水火相交。交就是连起来接上电了，这样可以睡着。

（三）脾肾相助：一后一先相生相济

打个比方，脾就像是一个煮菜烧饭的锅，肾就像锅子底下的柴火，如果柴火不够旺，锅子再好也烧不熟饭。

脾主运化，为后天之本，肾主藏精，为先天之本；脾主运化水液，肾主水液。脾肾之间的关系主要表现在先天与后天相互促进及津液代谢方面。

《傅青主女科·妊娠》中说："脾为后天，肾为先天，脾非先天之气不能化，肾非后天之气不能生。"而《医述》说："先天为后天之根。"所以，只有二者相生相济，才能百病不生。

也就是说，肾和脾就像两个利益密切相关的国家，只有两国和平相处，才不会发生冲突，保证两国繁荣发展。一旦一个脏器出现问题，和谐的状态被打破了，另一个就会跟着响应，相互制衡，愈演愈烈。

脾主运化，肾中精气需要脾的供应，如果脾虚，水谷精微就不能运送到全身，必然使肾气虚弱，导致气血不足，引起疲劳、畏寒、手足凉、四肢无力等症状，而这些正是肾虚的症状。所以，脾肾相助，补肾离不了健脾，在日常生活中，一定要重视脾脏的保养。

肾是生命的原动力——真阳的寓所，肾气不足，身体的动力就不足，脏腑就无法正常"工作"，新陈代谢速度就会减慢。很多女人怀孕、生子之后，身体会迅速地发胖，很大一部分的原因就是体内的肾气需要去滋养胎儿，而自身肾气又不足，无法支持脾的运化，身体脂肪逐渐堆积。

（四）肺肾阴阳互资：一上一下相互滋养

在我们中医理论中，在经脉连属上，肾脉连肺最为独特。心、肝、脾、肾四脏，唯有肾经主脉上入肺中。《灵枢·经脉》中说："肾足少阴之脉，其直者，从肾上贯肝膈，入肺中。"《素问·病能论》也说："少阴脉贯肾络肺。"《素问·水热穴论》也有论述："少阴者，冬脉也，故其本在肾，其末在肺。"

而且，在五行学说中，肺属金，肾主水，肺为水之上源，主通调水道，能生水；肾为水之下源，主津液，能养金。肺金与肾水的关系好比一对母子，只要其中任何一个出现了问题，就会产生连带影响。

正常情况下，肺产生的津液输送到肾给予滋养，肾的精气又上承到肺供以能量，肺肾阴液相互滋养，可谓"金水相生"。若是肺气虚弱，则肾就失去了资生之源；若是肾精不足，无法泽润肺部，金火不灭，就像发生火灾而没有灭火器来扑火，从而出现肺肾阴虚症。

《红楼梦》里的林黛玉是一个"咳"美人，是个典型的肺肾两虚的病人，她的咳嗽是气阴两虚的咳嗽。到后来，她的病情加重，痰带血丝，有时还会咳出血来。此时她的病已经由肺及肾了。

上面列举了这么多，大家可以看得出来，肾和身体其他器官的关系是多么紧密啊，如果肾出了问题，我们体内的其他器官一定是要遭殃的。如果你以前没有这个意识，那么我讲到这里，你就一定要有这个意识了，要保护好我们身体的这个勤劳的"老大哥"啊。

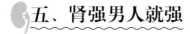五、肾强男人就强

　　一提到肾对男性和女性健康的作用，估计大家都会想到肾和性功能以及生殖之间的关系。很多人都有这样一种固有思维：一说到某人肾虚，很快就联想到他是不是性功能不好，或者生殖能力有问题，甚至把肾虚与性功能障碍直接地等同起来。

　　虽然肾功能不等于性功能或者生殖功能，但性与生殖的这一功能的确是主宰于肾。从某种意义上说，一个人的肾好，性功能就好，生殖能力就强。

　　人的生长发育，有一个很重要的标志就是性发育的逐渐成熟。性功能是随肾气充盛才逐渐成熟的。前面已经讲过，肾为先天之本，有藏精主水、主骨生髓的功能。而先天之精也称生殖之精，是生殖活动的物质基础，所以肾与生殖活动密切相关，肾好，生殖能力才会强。如果肾气微弱，性功能自然也不好。

　　两年前，有个20岁刚出头的小伙子来找我，他是农村人，结婚有几年了，但是媳妇的肚子就是不见大，家里人很着急。小伙子说，在农村，如果不能生娃是很丢人的一件事，于是他和媳妇去医院做了检查，媳妇一点问题没有，而他的精子活力几乎为零。

　　小伙子看了很多医生，吃了不少药，就是不见好，最后找到我。我给他号了脉，他是典型的肾气亏损导致的不育症，肾没了藏精主水的能力，自然精子也就没了活力。我给他开了药，并告诉他补肾气的方法，半年之后，他打电话来告诉我说媳妇怀上了，我真是替他高兴。

　　除了不育症，肾气亏损还会导致男人阳痿、早泄，在我的患者中有很多刚过40岁的男人，就出现了这些性功能障碍等问题。很多患者都有一个共同点，

就是腰酸，因为"腰为肾之府"，腰不仅是连接上下半身的支点，更是中医学上认为传宗接代的本源。

如果出现腰酸等症状，首先就要考虑是不是肾虚或肾气不足；还有就是小便多，因为肾主二阴，小便多说明肾气弱，尤其是经常起夜上厕所的人。

肾不好的男人，就容易失去男人气概，缺乏男人味儿，更容易导致自己丧失自信。这样的人，不但在社会中缺少竞争力，也不容易获得异性的青睐。所以，护肾养肾是保护男性的根本。一定不要等到问题发生了才想到要去补救，问题发生了是很难弥补的。

▼ 女人也要养肾吗？

不过，如果你认为肾只是男人的命根子那就错了，要知道，肾也是决定女人健康和美丽的重要器官，是保持女性青春永在最强有力的"武器"。

你可能不知道，我们脸上绝大多数的瑕疵以及衰老的痕迹，都是可以通过强悍的肾脏来抹去的，世界上唯一有能力让时间扭转、青春常在的器官，就是肾。

尤其是女性在怀孕准备生产期间，肾一定是最忙碌的。如果不重视它，就会衰老得特别快，就像金庸小说中被吸星大法吸走了真气一样，飞速老去。

女性一旦出现肾虚的问题，肾的气血阴阳失衡，就会产生的一系列症状，如月经不调、有气无力、脉象虚弱、手脚冰冷、精神疲惫、口干咽燥等。如果肾不好，就会出现黑眼圈、皮肤暗黄、皱纹等未老先衰的症状。肾就是女性生命的根本，美丽的根本，只要保养好肾，就好像有了茁壮的根和主枝干，叶子想要不茂盛都难。

所以，无论对于男女，肾都是健康和幸福的根本啊，若是准备繁衍后代，更是要把自己的身体调理好，让肾气充足，才能怀得上，生得好。

六、在未病之前养好肾

我遇到过一些肾病患者，他们有的人被检查出严重的肾衰竭，其实是肾出现了严重的问题，健康受到了巨大的威胁。于是，有人就会很痛苦地问："为什么我会得肾衰竭，而与我同龄的很多人都活得很健康？"

其实你要知道，今天发生在我们身体上的结果，都是多年来生活积累的印证。合理使用身体，松紧适度，让它有休息的时间，它自然也会回馈给你更长久的动力。

如果把肾比喻成一个"锅炉"，那么身体产生的"煤渣"也就是代谢物，都必须经锅炉排出。一旦"锅炉"出现问题，废物排不出去，不仅会损毁"锅炉"，整个身体系统也会崩溃。我想大多数朋友应该都希望身体能量既能燃得旺又能燃得久。

追求有效的延年益寿方法，达到健康长寿、无疾而终的目的，是一直以来人们向往的理想状态。请你记住这句话："肾气盛则寿延，肾气衰则寿夭。"人体的生长与衰老，与肾气旺盛虚衰密切相关，而补肾之法正是延年益寿之关键。

▼ 九十岁老人的养肾秘诀

数年之前，我曾经拜访过一位年逾九十的老爷子，这位老人眼不花、耳不聋，一口完整的牙齿，还能自己给自己做饭。作为中医，我看到老爷子身体状态之好，大为吃惊，便向老爷子询问长寿的秘诀。

老人说也没什么秘诀，如果非要说几条的话，一是要有好心态，二是五谷杂粮没忌口，三是每天搓腰、十指梳头。其实，老人所说的这几点，听起来很简单，但确是对身体特别是肾有好处的习惯啊。

每个人都想活得更长，活得更健康，可以更好地感受这个世界。但是很多人不懂得合理地使用我们的身体，不懂得养护我们身体的器官。

我有位患者四十多岁，是位身家过亿的企业家，年纪不大却肾虚得厉害，每天都腰酸背痛。而且最让他难受的是，一直以来都没能要上孩子，他总说："赵大夫，要是没个孩子，我这打拼下来的家业留给谁啊！"

我就问他："你开什么牌子的车？"他很自豪地说："宾利。"我问他："宾利啊，这个车我知道，世界名车啊，这么好的车保养一次不少钱吧？"他告诉我："是啊，很贵的，而且每年都要保养啊，反正我定期是要去做的。"我就告诉他："你看，你有时间保养你的车，但却不懂保养你的肾，你的车值钱还是你的健康值钱呢？"我的话让他不知道怎么回答。

对于健康，大多数意识很差的人会想："我病了，我是看中医还是看西医？"意识好一点的人会想："我怎么才能预防生病呢？"意识最好的人会考虑："我怎样做才能活得更健康？"其实真正长寿的人，就是意识最好的那类人啊。

人啊，往往就是这样，真到自己得病了不好治的时候才会着急。我看到太多的年轻人，为了成功不惜牺牲自己的健康。年轻的时候，你或许扛得住，感觉没有什么，但是时间长了，你到了岁数问题就来了。

特别是久坐办公室的朋友，经络是不通畅的，也不懂得养护自己的肾，这样的人多半在几年之后会出现肾虚、肾亏等症状。如果不能及时看医生调理，寿命是会大打折扣的。

若想让生命延长，让疾病不扰，你就要有意识地去养护你的肾。如果你现在没有很严重的肾病，养肾补肾其实完全可以通过日常的饮食、简单的穴位按摩和有益身心的运动来实现，至于怎么做，我在这本书后面的部分会详细告诉你。

七、什么时候要开始养肾护肾？

上个星期，我在电视台录健康节目，有个年轻的小伙子问我："赵大夫，我今年27岁，每年的体检也很健康，您看我有必要补肾么？"

我当着所有人的面告诉他："小伙子，你肾不虚就不需要补，但是你这个年纪一定要开始养肾护肾，否则过十年，你很容易就肾虚了。"

我这么说是有依据的。现代的人，生活、工作压力大，休息不好，饮食也没有过去吃得安全健康，凡是我接触过的人，90%以上的男性在40岁之后有不同程度的肾虚。如果你是女性，你更要小心，女人35岁之后就开始衰老了，肾也是如此。

其实这也很好理解，女人35岁、男人40岁以后，身体的各个器官都会走向衰老，我们的肾又是这些器官里最忙的、最辛苦的，你说它能不加速衰老么？

所以我常常劝诫二十几岁或三十几岁的年轻人，你们正处于精力旺盛的时期，新陈代谢快，工作也多，可能性性生活也比较频繁，现在你们身体强壮或许没有肾亏，但是五年、十年、二十年之后呢？

现在你的肾就像一所坚固的房子，能挡风遮雨，但是你放着它不管、不维护，过几年它还会完好如初么？换个角度想，如果你现在能注意保护它，定期养护它，养成好习惯，十年、二十年它依旧坚固，能替你挡风遮雨。

所以我说，养肾防衰要趁早，不要等房子破了个大窟窿你再想着去补上它，那可是难上加难啊。

▼ 想起来就养养肾可以吗？

我还记得十年前，有位女士来找我调理身体，那个时候这位女士30岁出头，刚生完孩子没两年，她说她时常感到疲惫，每天晚上吃完饭就困得不行。我给她看了一下，其实也没什么大问题，就是有点轻微的肾虚，气血不是很足。我给她开了些中药调理身体，一个月后来复诊，她已经基本上不亏了，她也说她比之前精力好多了。

于是我就没给她开药，毕竟是药三分毒，我跟她聊了会儿天，最后叮嘱她一定要记得养肾。她问我怎么养，我告诉她平时吃什么食物、按摩哪几个穴位、没事的时候做什么运动等等。

十年之后的一天，我出诊的时候，这位女士带着她丈夫来找我，想让我帮她丈夫调理一下身体。

出乎我意料的地方在于，这位女士气色之好，简直不像是40多岁的女人啊。而且看上去皮肤干净水亮，皱纹也没有多少。我给他丈夫开完方子就问她，你气色真不错，是不是一直找别的中医调理还是有什么秘方？

这位女士笑嘻嘻地告诉我，原来从十年之前我告诉她怎样养肾护肾之后，她就每天都坚持着去做，时间长了，发现自己身体越来越好，一年到头也很少生病，感觉自己比年轻的时候还有活力。我听了之后点点头。其实就是这样，把肾养好，女人就不容易老啊。

临出门，这位女士说要好好感谢我，我笑着说不用，你最应该感谢的就是你自己啊。一句话，把她说蒙了。

我为什么要这么说呢？因为确实如此啊。我们做医生的会尽量帮患者治好病，告诉他们该怎么养护自己的身体，但至于患者是否按我们医生的建议去做，那就是他们的事了。

你坚持去养肾，你就不容易肾虚，身体就好，寿命就长。你不坚持，或是坚持了两天就放弃了，过几年肾亏了还要找医生来看，最关键的是你的健康和寿命都会有影响。

其实，要想做到养肾防衰说难也不难，一是要尽早培养这个意识，二是要坚持养成好习惯，这两点做到了，40岁以后你就比别人健康有活力，50岁之后肾气就不会有明显的衰弱，这样想，你就有动力了。

我们如何知道自己肾虚了?

平时我要是问别人:"你肾虚吗?"估计肯定招来一脸不耐烦:"我身体好得很,哪里像肾虚的样子!"但其实我只要看一看脸部、问几个问题,就能知道他到底有没有肾虚了。

许多疾病的发生都与肾虚有关,比如骨质疏松、牙齿松动、不孕不育、阳痿、水肿、腰痛、闭经等,都与肾虚有直接的关系,所以我们必须引起高度重视,及早发现,及早养护。

一、每个人都有可能肾虚!

肾虚并不是一件丢人的事情,事实上,我们人体到了一定的年龄(女人过了35岁,男人过了40岁),肾气都会开始由强到弱地衰减,肾气不足了,肾虚在所难免。

而对于平时没有注意养肾、护肾的年轻人来说,无休止地熬夜、长期久坐不动、饮食上的不节、纵欲过度都会导致肾虚提前到来。

所以，我不是吓唬各位，从医学的观点来说，每个人都有可能肾虚，这是一种自然规律。

那有人就会说，既然我们到了一定年龄，都会肾虚，那我们还有什么必要去养肾、护肾呢？就让身体接受这种自然规律不就得了？

这种想法其实是非常错误的。

举个例子，我们都知道衡量肾强壮与否的标准之一是性的能力。我看过一篇报道，说世界上有位长寿老人活了将近140岁，而且100岁的时候他还有性生活。这说明什么呢？

说明100岁的时候，他的肾还是很强壮，而我接触过很多患者朋友，30多岁就已经无法正常进行性生活了，差距是多么巨大啊。

而且这个事例还再次说明，肾强的人寿命也长。尽管我们不一定非要让自己在老后还有性能力，但是至少我们还是希望自己能够延年益寿吧？这就是养肾补虚的意义所在。

另外前面我也讲过，我们身体很多的表现都是和肾虚密不可分的。比如大多数人都有的白发、脱发，牙齿的强韧程度，还有女性的气质和皮肤色泽等等，内在因素都是由肾的强弱来决定。

所以，从我们外在美观的程度来讲，尽量推迟肾虚的发生，也是对自己形象的一种维护。

▼ 肾虚了，五脏六腑都会跟着受罪吗？

根据我的经验，现在的人肾虚越来越早，除了性能力变得不足以外，肾虚还会导致身体各项器官走向衰弱。前面我讲过，肾和身体五脏六腑的其他器官是有很大关联的，所以肾虚了，五脏六腑都会受罪。

举个例子，有位患者三年之前感到一运动便喘息不止，呼吸费劲，便去了大医院做肺CT、核磁共振、心脏功能、彩超等检查，结果均未查出病因，被诊为更年期综合征，还有医生说是"懒病"，也就是故意地得病，这个患者极为苦恼，服药无数，就是喘不上气来，最后找到我了。

我看了他的病例，给他号了脉，通过触诊发现，患者气海、膻中、命门、肺热穴皆压痛明显。我断定他是由肾不纳气引起的喘证，而这种病的根源在于肾虚导致的肾不纳气，所以补肾虚恢复肾功能才是对症下药。

大家都知道呼吸是肺的事，事实上，人的呼吸作用除与肺有关以外，与肾的关系更是密不可分。在中医的五行当中，肺属金，肾属水，金水相生。呼吸出入人体的气，其主在肺，其根在肾。肺是管呼气的，出气是肺的事；肾是管纳气的，纳气就是吸气，吸气是肾的事。从总体上说，肾是主封藏的，人体精微物质需要经过肾的作用固摄住，藏起来。

气经过肺吸进来，但是要经过肾的纳气作用才能下降到丹田。肾气充足则肺气也就会较为充足，人体才能维持正常的呼吸功能。如果肾虚，肾不能纳气了，患者即可产生呼多吸少，并有吸气不能至丹田之感觉。因此，这位患者如要改善气短、气喘，不能只想着肺，更要注意肾的调理。

我给这位患者开了方子，从补肾虚入手，到调理肾经、肺经，不出三个月，他的喘证已经明显改善了，基本上走路、爬楼都不会感到呼吸困难。

前面讲过，肾"藏精"，肾主人体的生长、发育、生殖、水液代谢和纳气。由于肾中精气是构成人体生命的原始物质，是生命活动的原始动力；在肾中精气的作用下，人体逐渐生长、发育和生殖，开始人的正常生命活动。

也就是说，构成人体生命的各种物质皆由肾所产生，并且在产生之后仍由肾继续供应维持其生生不息，故体内的任何一种物质之盛衰变化均与肾的强弱息息相关,身体的种种不适与肾虚也就有着直接或间接的关联。

一句话,肾虚了,您的五脏六腑都会跟着受罪。这种罪,其实就是各种疾病。

二、肾虚有六种,你是哪一种?

我的很多人都会为自己诊断,常对我说,"赵大夫,我看了一些书,我的症状与肾阴虚比较像","赵大夫,从网上搜索的信息来看,我应该是肾阳虚"。其实,这些朋友中的大多数都没有弄清肾虚到底有几种类型。

肾虚是肾的精、气、阴、阳不足,那么怎么理解精、气、阴、阳呢?肾阴和肾精是属于物质的,肾阳和肾气是属于功能的。打个比方,用电饭锅做饭,米和水就是做饭要用的物质,煲汤功能、蒸煮功能就是电饭锅的功能。家里没米了,做饭的物质就亏虚了;电饭锅的蒸煮功能坏掉了,做饭的功能就亏虚了。

(一)肾阳虚

如果气、阳不足了,身体的功能就亏虚了,就是阳虚。

冰箱不制冷了、洗衣机无法漂洗衣物了、电视机不显像了、手机没法接听了,都是功能出现了问题。回到人身上,人的功能出现问题会怎么样呢?如性功能差,阳痿就是一个典型的例子,没法正常勃起了,不就是功能出现问题了吗?还有就是小便清长、大便稀薄。为什么呢?吃进肚子里的饭,喝到肚子里的水，物质还是那些物质，为什么别人的大便小便都是正常的，你的不正常了？明摆着就是你身体的把水和饭变成小便大便的功能出现问题了嘛！

阳虚生外寒，所以阳虚的人怕冷。所以阳虚的人的另外一个特点就是畏寒怕冷，手脚冰凉，面色苍白。

（二）肾阴虚

如果精、阴不足了，身体的物质就亏虚了，引起的肾虚就是肾阴虚。生活中很多人不注意健康，消耗的身体物质比较多，如性生活过于频繁，或者用脑多度、劳力过度，都会使身体的物质匮乏。

阴虚则火旺，所以阴虚的人容易出现"五心烦热"的状况。什么是"五心"？就是两个手心、两个脚心、一个心口。阴虚的人总觉得五心有热的感觉。还有就是容易盗汗。什么是盗汗？就是你睡觉的时候有汗，睡醒的时候没汗。

哪些人容易肾阴虚呢？中青年人。中青年是人的一生中最有活力、负担最重的阶段，无论是学习、工作、锻炼，身体消耗的物质会特别多。另外，中青年人性需求也很强，消耗的物质自然也多。

再有就是人生下来时先天不足，父母给的物质就非常少，你身体的物质当然也是匮乏的。身体的物质匮乏了，人就会出现头晕耳鸣、四肢乏力、腰膝酸软、记忆力减退、容易衰老、脱发、牙齿松动等问题，还有性欲减退、容易早泄、遗精等，这些都归于肾阴虚。

（三）阴阳两虚

若是阴阳都不足，物质和功能都亏虚，当然就是阴阳两虚了。阴虚和阳虚不是一成不变的，一个物质缺乏的人总有一天会导致功能匮乏，一个功能匮乏的人不可能物质不缺乏，因此阴虚、阳虚不是绝对的。

可能大家觉得，阴虚和阳虚是完全相反、形同水火的，所以肾阴阳两虚是不可能在一个人的身上同时出现的。其实很多人就是阴虚和阳虚同时存在的，这些同时有阴虚和阳虚表现的朋友就搞不明白了，他们不知道自己究竟是阴虚还是阳虚，所以就来找我。

一般来讲，中青年人容易肾阴虚，中老年人容易肾阳虚。阴损积阳，阳损积阴，因此常常在同一个人身上既有阴虚又有阳虚。如果既有阴虚的表现，又有阳虚的表现，就属于阴阳两虚的体质。

（四）气阴两虚

当身体的物质和功能都有一部分亏虚了，就是气阴两虚。

阴虚的表现我们在前面讲过，就是在肾虚的同时有燥热的征象；气虚的表现就是有物质流失，如小便失禁、遗精、月经不调等。如果上述阴虚和气虚的表现同时存在，那就是气阴两虚证。气阴两虚是复合证候，目前有不断增多的趋势，比较典型的表现就是腰痛、疲劳、手脚心热。

（五）肾气不固

如果是单纯的肾气这一个功能亏虚，则是肾气不固。比如在保证了充足的睡眠后经常打哈欠，可能是"肾气不固"的表现。

肾如果固摄作用减弱，则膀胱存不住尿液，小便清长而次数多，严重的会导致小便失禁，或夜尿增多。男子易滑精早泄，女子带下清稀，怀孕后容易滑胎；脏腑经络功能减退，腰膝酸软，听力减退，面色苍白，舌淡苔白，脉细弱沉。

（六）肾精不足

当肾中之精这一物质亏虚了，就是肾精不足。肾中精气的盛衰决定着人体的生长、发育和生殖。随着我们年龄的增长及病理原因，肾精会受到一定程度的消耗。肾精亏虚会导致各种各样的疾病，表现为耳鸣眼花、腰膝酸软、记忆力下降、性功能减退。

肾精不足的表现虽然很复杂，但是最突出的特征是在生长发育过程中发生障碍。肾主生长发育整个生命过程。肾中所藏的精称为肾精，肾精是促进生长发育和维持生命过程的物质基础，小儿肾精不足就会影响生长发育进程，成人肾精不足就会导致过早衰老。

三、自我辨证：哪些症状说明你肾虚了？

肾虚并不等于男人的阳痿和早泄，"男人病"只是其中一个表征而已。肾虚的症状有很多，大多人都有过，但是没有意识到，也不去看医生，这就造成了肾越来越虚。所以，如果你自己能够知道一些肾虚的症状或是征兆，引起足够的重视，这对你的健康是非常好的一件事。

除了房事能力差以外，我们来看下肾虚都有哪些症状，细心的读者现在就可以给自己做判断了！

（一）脸色发暗发黑，是肾虚的面部反映

我们中医讲"望、闻、问、切"，来了一位患者，我首先会望其面色、体型

和走路姿态。大部分肾虚的人脸色都不好看,特别是晦暗发黑、发黄,且无光泽。有人说我天生就肤色黑啊,难道我就是肾虚么?

请注意了,天生皮肤黑的人如果肾不虚,是健康的,他的肤色一般是黑里透红,且泛着光泽。但是肾虚的人是暗淡无光的,就像烟熏的感觉一样,让人感觉很不干净。

再比如很多女性都有这样的经历,因为工作或出去玩,熬上几天几夜休息不好,脸上会有什么变化呢?很多女性会出现黑眼圈,其实黑眼圈就是肾虚的表现。所以在这里提醒各位爱美的女士,千万别熬夜,熬夜就有"熊猫眼"。

由肾虚造成的面色发黑,有肾阳虚和肾精亏虚两种证型。

(二) 耳轮焦黑,千万别不当回事

别小看耳朵,其实很多时候我们身体的健康也反应在耳朵上面。

比如有点中医常识的人都知道,肾虚的人往往听力不好或时常伴有耳鸣,这是对的。从中医上讲,"舌、目、口、鼻、耳"对应身体五脏的"心、肝、脾、肺、肾",肾气不足、肾精亏损的人耳朵的听力就会下降。

除了听力以外,我们还可以看耳朵的外形来判断一个人是否肾虚。从经验上来说,健康的人一般耳轮饱满红润、富有光泽,而肾虚的人耳轮发黑,甚至看起来有点不干净的感觉。

所以,如果您身边有朋友耳轮大且红润,说话底气也足,那他一定是肾很强健,但是如果您或您的朋友耳轮发黑,且伴有畏寒、困倦、失眠、遗尿、盗汗、腰酸等症状,就一定别不当回事。

(三) 尿频和便秘,多半是肾虚引起

无论多大岁数,肾虚的人都容易有的症状是夜尿频多,例如一位患者跟我

描述的那样"夜里起来个三四回算少的",其实这就是典型的肾虚。另外还有便秘的烦恼,不少患者说自己在厕所一蹲就是半个小时,严重影响工作、生活,苦不堪言。

肾开窍于二阴,主二便。当肾气出现虚亏,膀胱会表现出气化无力,伸缩性降低,肾关不固,就像大门关不严,所以会出现尿频和尿失禁现象。

虽然大便秘结属于大肠的传导功能失常,但其根源也是因肾虚所致,因为大便的传导须通过肾气的激发和滋养才能正常发挥作用。便秘的人常因排便困难出现肛裂、痔等症。

(四)时常口咸,也是肾虚的征兆

在出诊时,我经常会问来看病的患者朋友们这样一个问题:你嘴里时常是怎样的一种感觉?是经常口甜、口咸,还是口苦?

别小看这个问题,因为每个人身体情况不同,嘴里的口味也是不同的,这也是一种健康的信号。比如说时常口咸的人,也是意味着会有肾虚的问题。

从中医的角度来讲,五味和五脏是相对应的,"酸、甜、苦、辣、咸"对应的是"心、肝、脾、肺、肾",它们的五行属性是一样的。中医里面和肾最为密切的就是咸味,口咸可以作为肾虚的判断依据之一。

一般来说,时常口咸的人多伴有的症状是肾阳虚或肾阴虚。

(五)不困倦时打哈欠,你要引起重视

如果您工作很累,或是晚上熬夜的时候,打个哈欠,是属于正常的身体现象,不用太过担心。但是如果休息也充足,工作也不累、压力不大的话,还经常无缘无故的打哈欠,那就要小心肾虚了。

为什么这么说呢？其实道理并不复杂，我们都知道肾主封藏，封藏的精气是人体活动的动力，肾健康的人，精气充足，好像有使不完的力气，一点都不会无缘无故的困倦，例如几岁的小孩。

但是肾虚的人则不一样，肾虚的人藏不住精气，就会导致精神萎靡或疲惫乏力，所以无缘无故地打哈欠，一定要引起注意。

除了上面所说的这几种典型症状，肾虚的人还伴随有精神萎靡、易疲劳、掉头发、牙齿松动发黄、容易发胖、严重畏寒怕冷等症状，如果你感觉自己有以上我说的情况，那你就要特别小心了，没准你已经进入肾虚人群的"大部队"里了！

四、哪些人是肾虚的"常客"？

尽管我们讲过，肾虚是一种自然生理现象，上了一定年龄的人都会或多或少地出现肾虚问题。但是，随着社会生活的不断进步，人们的物质文化生活日益丰富，生活方式多种多样，肾虚人群也发生了一些变化，出现肾虚的人呈现年轻化，年轻的朋友一定要提高警惕。

那么，到底什么样的人相对容易肾虚呢？

（一）经常熬夜的人

现在熬夜的人很多，尤其是年轻人，有各种理由支持他们去熬夜，如工作负担重，需要加班加点完成；交际应酬需要，白天上班很难有时间，长夜提供了难得的机会；球赛的吸引，很多球迷都热衷于熬夜看球，还有上网、看大片、玩游戏……夜夜笙歌，日日晚睡，一旦阴精耗损过多，就会过劳伤肾，引起诸多连锁反应。

（二）精神长期紧张、生活压力大的人

工作、生活压力大，精神长期紧张，容易使身体抵抗能力显著下降，致使人体在面对风、寒、暑、湿、燥、火等外部环境的"六淫"侵害时变得弱不禁风，伤肾伤身。同时，"劳则气耗"，过度劳累使人体精气消耗太多，自然会伤肾，导致肾虚。

（三）频繁抽烟、喝酒的人

抽烟伤肺，这是一个基本常识。在呼吸方面，肺掌吸气，肾掌纳气，肺与肾是相互促进、相互协调的。同时，肺与肾之间的阴液也相互滋生，肺阴虚可伤及肾阴，导致肾虚。所以，吸烟对肾的伤害是非常大的。另外，喝酒伤肝，而肝肾同源，肝藏血，肾藏精，肾精的充盈有赖于肝血的滋养，肝受到损害，自然会波及肾，所以，频繁饮酒也是不利于养肾的。

（四）长时间坐着不动的人

长时间坐着不动，腹腔会承受巨大的压力，下身的血液循环受到阻碍，人的整个身体气血运行都会受到牵连。另外，肾经与膀胱经相表里，久坐会压迫膀胱经，造成膀胱经气血运行不畅，膀胱功能失常，从而引发肾功能异常，所谓的"久坐伤肾"就是这个道理。

另外，久坐还会引起肩周炎、颈椎病、静脉曲张、腰椎间盘突出、脊柱炎、前列腺炎、盆腔炎等一系列健康问题，亚健康问题也多与久坐不动有关，所以应该尽量避免长时间坐着不动，每坐一个小时就应该起来活动活动。

（五）性生活频繁的人

中医把"房劳过度"视为肾虚的一个重要病因。不节制房事容易耗散肾气。房劳过度，常常使男人出现梦遗滑精、阳痿早泄等问题，使女人出现月经不调、崩漏带下、流产难孕等病症。

什么样的性生活是正合适的呢？这个应该因人而异，与年龄、性格、体质、职业等有关。一般来说，青年夫妻蜜月期间，心情舒畅，有足够的休息时间，每天一次也算合适；健康的青年夫妻，每周三次为宜；壮年夫妻，每周一两次为宜；四五十岁的中年夫妻，每周一次为宜。当然，合理的尺度是以性生活后的第二天不感到疲劳、身心愉悦、精力充沛为原则。

（六）先天不足的人

《黄帝内经》说："人之生也，有刚有柔，有弱有强。"先天禀赋与个人后天的生长发育有密切关系。先天禀赋充足，则后天正气充沛，抗病力强，生机旺盛；先天禀赋不足，则脾肾虚弱，抗病力低下，生机受削，容易产生疾病。

父母肾精不足，可致子女肾虚。父母体弱多病，精血亏虚时怀孕；酒后房事怀孕；年过50精气大减之时怀孕；男女双方年龄不够，身体发育不完全早婚时怀孕；生育过多，精血过度耗损时怀孕；妊娠期中失于调养，胎气不足等生下来的小孩都可出现肾精气亏虚的情况。

（七）老年人

"年老多肾虚。"衰老是一种不可避免的生理过程，而肾中精气是决定人的生、长、壮、老、死等生命活动的主要条件，主宰着人的寿命和生命质量。

人的生长发育与肾气的关系极为密切。随着年龄的增长，会出现肾气衰退的生理过程，到了老年则因肾气虚衰而衰老。

衰老不可改变，但是可以想办法延缓。《黄帝内经》里提出"法于阴阳，和于术数，食饮有节，起居有常"，以及"恬淡虚无""精神内守"等养生措施，就是说人到老年应该把充实真气、维护肾气作为养生的根本原则。从而提高机体自我调节的功能和抗病能力，保持阴阳的动态平衡，达到延年益寿的目的。

（八）久病之人

疾病的发生发展就好像正邪之间的斗争，如果久病不愈，正气就会越来越虚弱，日久就会累及于肾而出现肾虚证。

去医院的时候会发现，久病之人往往肾气虚弱。我们对他们治疗时也常用补肾的方法，例如哮喘后期的治疗，往往在降逆平喘的同时结合补肾固精，就是这个道理。

五、肾精不足，未老先衰早生白发

"这人48岁长得像60岁一样。"比同龄人显老，可不是成熟的标志。很多中年人总是说，为什么自己平时老是觉得疲倦、腰酸、睡不熟等，还显老，到医院检查却查不出任何原因。皱纹满面未老先衰，这有可能是肾精不足造成的。

历史上有过研究，肾精正常的人不吃不喝7天才会死亡。精不足的人，在没有饮食持续供给的情况下，三四天可能就会死亡。所以中医认为，在没有饮食持续供给的前提下，肾精所藏的能量可以被肾功能调出来使用。就像你没有工作了，银行还有不少存款，可以拿出来使用也不会饿死的。

▼ 我还年轻，肾虚离我还远着呢，是这样吗？

不久前，有位20出头的女孩从加拿大回来找我看病，她15岁去加拿大留学，因为年龄小，自我约束能力差，和同学谈恋爱，17岁就同居，经常纵欲，后来不仅学习没跟上，身体也搞垮了，不得不回来治病。

她的主要症状是腰痛、月经量少且不规律，疲劳、记忆力减退、掉头发、怕冷、面色苍白无华等，是典型的肾虚早衰的表现。年轻的朋友们一定要重视节欲，纵欲是导致肾虚、早衰，甚至早逝的重要原因。

肾精的衰盈还直接表现在头发上。拥有一头乌黑的头发除了美观之外还显得有朝气，对工作也会有所助益。如果满头白发，外表会显得比同龄人老，影响工作和生活，更影响自己的心情。

《素问·六节藏象论》中说："肾者，……其华在发。"毛发是受肾经支配，因此想使毛发有光泽，就要有足够的肾精。从头发的变化，大体可以看出肾中精气的盛衰及其衰老的演变过程。

刚出生的婴儿，由于肾精还很稚嫩，并不充足，所以头发要么偏黄、要么细软；但是随着年龄的增长、肾精的充盈，头发开始变得很黑。

而随着年龄的不断增长，肾中之精又开始出现亏虚，到了老年头发就会变得白的多黑的少。

由于头发处于人体的最高处，当体内的营养物质缺乏时，头发最易受到影响，于是，头发开始变白，甚至全白。中医称这种情况为"不能上承于头"，也就是说肾精不能上行以供养于头部所致。

黑发变白本是一个正常的自然衰老现象，对健康也无大碍，如果不是出于爱美或者对衰老的恐惧，可以不用管它。而如今的人们，因为各种各样的原因，年纪轻轻白发就过早地爬上头顶。

什么年龄段出现白发才算正常呢？一般情况，人到40岁以后才开始有少量白发出现，然后随着年龄增加而增加。如果白发过早、过多地出现，则是肾精不足的信号。

六、肾功能失常，生殖能力大打折扣

前文已经讲过，肾为先天之本，是人体生殖发育的根源，脏腑功能活动的原动力。肾中藏有先天之精，即生殖之精，是生殖的物质基础；肾又主性功能，而正常的性生活是生殖的前提。所以，人类的生殖功能也是由肾所主的。目前社会上常说的"肾虚"，如遗精、阳痿、早泄、性冷淡、不育、不孕等，实际上是狭义的肾虚。

肾阴与肾阳相互依存、相互制约，维持人体的动态平衡。如果肾阴与肾阳保持平衡，肾中所藏的精充沛，由满而溢，则人体的性功能旺盛，生殖功能就旺盛，所生的后代也就健壮。

当肾阴与肾阳平衡遭到破坏后，肾中所藏的精不足，就会出现肾阴、肾阳偏衰或偏盛的病理变化，人体的性功能低下，生殖功能也低下，所生的后代也就虚弱。

由于男性和女性在生殖系统的结构和功能上有比较大的差别，需要区别分析。

我的一位男性患者在向我叙述症状时说："我常感觉没精神，头晕耳鸣，腰酸软，身体有时发热，阳痿早泄，遗精，清晨醒来不勃起。我现在老担心，是泌尿系统出了毛病，还是肾虚？"

这位患者的情况属于典型的肾阴虚引起的症状，会引起泌尿生殖器官的病变，如前列腺炎、前列腺增生、附睾炎、精索静脉曲张等，常可导致阳痿。

阳痿早泄主要也是肾的问题。早泄的本质就是性功能的减弱，不能正常的封藏精液。因此，早泄的治疗也是以补肾为主的，上面的病例是最常见的类型，即肾阴虚火旺型，治疗要用滋补肾阴、泻火固精的方法。

遗精更是肾虚直接引起的。遗精就是肾不藏精的表现。但是导致肾不藏精的原因比较复杂，具体治疗应该分证候进行辨证论治。

《素问·五常政大论》上说："肾主二阴。"这"二阴"，即前阴（外生殖器）和后阴（肛门）。前阴是排尿和生殖的器官。由于肾主水，主性与生殖，所以肾与前阴的关系十分密切。虽然尿液的排泄主要靠膀胱，但需要依赖肾的气化作用才能完成，肾功能不全，就会导致性功能减退、性欲低下。

因此，当您发现自己出现尿频、尿少、遗尿、尿失禁或尿闭等泌尿功能障碍，要考虑是否患上了与肾功能失常有关的疾病；出现阳痿、早泄、遗精、不育等生殖及性功能障碍，也均与肾功能有关。

▼ 生殖能力出现问题，治疗的良机是何时？

一位女性患者来我这里，说自己最近对房事很反感，经期渐短，脾气不好，失眠严重，眼睑肿胀。结合一系列的检查后，确诊为肾虚，需要调理。患者当时感到很困惑："我只听说过男人肾虚，怎么女人也会肾虚呢？"

作为人身重要脏器之一的肾，对于女人有着更为特殊的意义。女性生殖系统就是在精气的呵护下逐渐发育成熟的。女性一些特有的生理现象，如经（月经）、带（白带）、孕（胎孕）、产（娩）、乳（哺乳）与肾都密切相关。女子以血为本，以气为用，气血是月经、孕育、乳汁的物质基础；肾藏精，精化血，化气，是经、孕、产、乳的先决条件，只有肾气旺盛，经、孕、产、乳功能才能正常。

所以女性受生理、病理因素影响也易发生肾虚，影响生育，特别是中年女性肾虚的比例相当高。如果肾精不足，就会影响生殖能力。再不加以好好调养，宝贝计划也许真要打个大问号。

女性要注意观察自己的症状，及早发现生殖问题的信号，并根据具体表现采取补救措施，千万不要因羞于表达而错过了最佳治疗时机。我见过不少女性患者就是因为不好意思说出自己的难言之隐，耽误了治疗，有的甚至不得不放弃做妈妈的神圣权利。

虽然男性和女性在生殖问题方面要区别对待，但是在治疗上都应抓住冬季这一大好时机，因为冬季寒冷，进补之物中的营养物质不易很快从尿液和汗液中散失，药力也易于发挥较大的功效。

七、肾不好，腰膝酸软骨质疏松

日常生活中，我们的身体经常会出现一些问题，腰酸背疼是其中最常见的。很多人以为这只是小问题，多休息会就可以了。但是你可能没想到，这很可能是肾虚的表现。

腰痛的种类繁多，情况复杂，但可以肯定的是，如果不是因为受过外伤而无缘无故的腰痛，很大程度上是和肾虚有关的。《黄帝内经》中说："腰者，肾之府，转摇不能，肾将惫矣。"腰是肾居住的地方，凡是腰的问题，都跟肾有关系。

老百姓管肾叫腰子，也说明了肾和腰的密切关系。腰的感觉是判断肾阳充足与否的"风向标"，大多肾阳虚的病人，都会有腰痛欲折、腰部酸软或腰部发凉的症状，女性月经期这些症状尤为明显。

在前文，我讲过肾有六大功能，其中就包括"骨"，很多老年人的腰痛大多数与腰椎的病变有关，肾虚则化生的骨髓减少，骨骼得不到足够的营养，失去了正常的功能，就会出现疼痛，腰椎失去了正常的功能，就会出现腰痛。

一般情况下，只要是感到腰背酸痛、板结、困紧都是肾阳虚的表现。在人体上，腹部为阴，背部为阳，后背阳气要足，阳气足则后背温热干爽，百病可渐渐消退。换句话说，当人感觉后背温热干爽，肩膀四肢松快时，就是人体正气当家之时。

人过中年，骨质疏松就很普遍，腰酸腿痛，动不动就摔跤骨折。不少中老年人为了预防和治疗骨质疏松，长期服用补钙产品，却收效甚微。

许多中老年朋友都有这样的困惑，为什么自己天天补钙，骨质疏松的症状却依然没有缓解？我要告诉这些朋友，这很可能是因为忽略了养肾，影响了钙质的吸收、沉积，使补钙效果大打折扣。

骨质疏松是以骨质的量减少为主要病理变化的代谢性疾病，常见于40岁以后的中老年人，例如，出现腰背腿疼痛，这种疼痛由脊柱正中向两边扩散，卧位或坐位时疼痛减轻，直立、后伸、久站、久坐疼痛会加重，白天疼痛减轻，夜间和清晨醒来时加重，弯腰、肌肉运动、咳嗽、大便用力时疼痛会加重。

更年期女性是骨质疏松的高发群体，其发病率还随着增龄直线上升。

不过，骨质疏松是西医的叫法，中医把骨质疏松叫作骨萎或者骨枯。骨质疏松和肾有很大的关系。肾主骨生髓，骨头的生长、发育、修复都要依赖肾精滋养。肾气是否充足，关系到骨骼的生长发育，随着年龄增长，肾气逐渐衰退。

而一旦出现肾虚，由于肾水不足不能制水，火热内盛，更耗肾中精气，导致肾无所充，骨髓就不再充盈健壮，骨骼也会因此得不到充分的营养而出现骨萎，表现为容易骨折，骨折后不容易恢复。因此，骨质疏松患者除了适当补钙，还要考虑养肾、补肾。

肾要怎么养护最好?

前面我们讲了肾虚的几种情况和主要的症状,我相信大多数读者都有了一定的认识,甚至是自己可以自检了。其实人人都容易有不同程度的肾虚,只不过年龄越大、生活习惯越差的人,肾虚的问题会越严重。

那么,在接下来,我向您介绍养肾、补肾的几个重要原则,掌握这些原则,相信会让您做到"心中有数"。

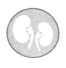一、养肾、护肾、补肾,重点各不同

养肾、护肾和补肾是保养肾脏常听到的三个词,我们在生活中常将它们混用,其实三者在概念上是不同的:养肾或护肾是通过日常的饮食、起居、健身的方法保养肾脏;而补肾是中医的治疗方法,一般需要服用补肾的中药或是药膳。

护肾和养肾是在肾没有出现问题的情况下,对肾经行保养,让它更加健康

并防止生病。一般是通过生活中的调理达到养肾护肾的目的，养肾护肾关键在日常。

当然养肾和护肾也有一定区别。我在讲座时对听众是这样解释的：养肾解决的是"应该做什么"，护肾解决的是"不应该做什么"。

举个例子，民以食为天，饮食的得当与否对养肾护肾有重要影响。合理的饮食与饮食习惯，比如多饮水、多吃水果蔬菜、多吃黑色食物，能达到养肾效果；而改掉不合理的饮食与饮食习惯，如少喝啤酒、少喝饮料、少吃肉、少食盐，能保证我们的肾不受侵害，是护肾的关键。

除了吃，护肾和养肾也体现在其他生活细节中。我在做电视节目和网上咨询时，常提醒关注自身健康状况的朋友，要护好自己的双脚，大便要畅通，饮水养肾，有尿不要憋着，常吞津液，睡眠充足，避免劳累节房事，警惕药物，规律运动等等，这些其实都是养肾和护肾的方式。

说完了养肾和护肾，再来说说补肾。补肾是根据身体的需要来服药或食疗，通过食物的营养或中药的药效达到补益作用。

我以前在网上看过一篇文章，说得非常好：人体的健康就是脏腑阴阳平衡，这种阴阳的平衡被打破，就会导致疾病的发生。在维系健康的过程中，中医就是调整人体的阴阳平衡，采取"去其多余，补其不足"的方法。

就是这个道理，如果肾虚，那么可以补肾；如果不是肾虚，您就不需要补肾。

▼ **什么人应该补肾？**

很多人并不明白什么人应该补肾，有点"风吹草动"就去看医生，结果是弄得我们医生一头雾水。

比如中青年人事业繁重、工作疲劳、身体虚弱而需要补肾；老年人肾气本虚，更应该补肾；就连上学的学生，在家长的带领下也来到亚健康门诊，述说自己的孩子气色不佳、身体虚弱、眼泡浮肿、眼眶发黑，担心孩子肾虚，也请求大夫开具补药，似乎男女老少均该补肾。

这些朋友并不知道，药不是随随便便就能吃的。只要是药物就有药性，如养阴填精药的药性大多寒凉滋腻，容易损伤阳气或阻遏阳气；而温阳或壮阳药容易生内热，或耗损阴精。还有，有些补药也有助邪或敛邪之弊。

所以，是否应该补肾应先让有经验的医生辩证判断，而不是自己任意为之。我们平时在日常生活中也要注重对肾的养护，才能增进健康。

如果不需要补肾的人吃了补肾药，不但出现许多副作用，反而会加重病情，可谓弄巧成拙，雪上加霜。

如果你并没有生病，而只是由于短期生活工作的原因造成肾虚，完全可以用养肾和护肾的方法来调理；如确实是发生了病变，才需要动用补肾的方法来改善身体状况。而且补肾，也需要专业医师细致辨证，看看您到底是阴虚、阳虚还是肾气不固或肾精不足。

二、为什么冬季补肾最应时？

在五行学说中，五脏对四时，肾对应的是冬季。对于肾虚的人来说，冬季是最适合益补的时节。

冬季是指从立冬开始，经过小雪、大雪、冬至、小寒、大寒，直至立春前一天。从自然界万物生长规律来看，冬季是万物闭藏的季节，自然界是阴盛阳衰，各物都潜藏阳气，以待春来，人的阳气也要潜藏于内。

《景岳全书》中说："寒为阴邪，其性收引凝滞，若肝肾不足，则寒易客之，使肝脉失和，气机不畅……"由于寒为阴邪，易伤阳气，而人体之阳气根源于肾，所以寒邪最易中伤肾阳。

此时人体为抵御严寒需要储存更多的能量和营养物质，因此在这个时候进补，人体摄入的养分吸收与利用率高，较易积蓄并发挥功效。冬季是虚体病人补养肾脏、延年益寿的最好时机，故有"冬季进补，开春打虎"之誉。

冬季饮食养生的基本原则应该是以"藏热量"为主，我建议大家适当温补，吃一些热量比较高的食物，比如羊肉、狗肉、鹅肉、鸭肉、萝卜、山药、核桃、栗子、白薯等。羊肉，对于阳虚体质者尤为适宜。从中医角度看，羊肉性温味甘，具有补疲劳、祛寒冷、温补气血的功效。

不过，虽然选择羊肉进行温补效果好，但是并不是人人都适合。

我有一个亲戚，有一天她说最近老睡不着觉，心烦难受，口干想喝水，脾气特大，觉得是因为和老伴儿生气闹的。

后来我就问她为什么和老伴生气，她就说因为老伴儿知道她平时腿怕冷，刚过完夏天就把毛裤穿上了，这不已经入冬了么，老伴儿说吃点儿羊肉补补，可是越吃越难受，还天天睡不着觉，情绪不好就老跟老伴儿打架。

我劝她赶紧把羊肉停了，别再吃了。

像我这位亲戚，实际上是阴虚体质，这类人平时就比较容易心烦、失眠、口干舌燥，这都属于心火比较旺盛，她吃羊肉就光记得温肾阳了，这是对的，但是她忽略了心火，羊肉吃多了就是助火的，所以心火就更旺了，可以说是火上浇油。于是，她就出现了一些失眠、心烦的情况。可见，因人而异才能恰到好处。

冬季饮食还要遵循"少食咸，多食苦"的原则，冬季为肾经旺盛之时，而肾主咸、心主苦，当咸味吃多了，就会使本来就偏亢的肾水更亢，从而使心阳的力量减弱。

所以，冬季也应多吃些苦味的食物，以助心阳。此外，黑豆、黑木耳、黑芝麻等黑色食品也是有利肾脏的，可以吃一些。

三、水要多喝，尿要少憋

肾对于人体健康的重要性不用说大家都明白，可真正落实到每一件具体的小事上，可就不是每个人都能做到的了。比如说，长时间不饮水，有尿也要憋着，实在憋不住了才去厕所等，这些都是不好的生活习惯。

有句俗话说得好："流水不腐。"意思是说流动的水不会发臭。我们身体里的水液代谢也是一样。当大量的水被人体吸收后，很大一部分会由肾脏排泄出来，形成尿液。这些尿液就像河水一样，能起到清理"河道"的作用。既可以帮助排泄体内的废物，还能利用物理的冲力作用冲走尿道中的结石，使它们没机会成型；另外，它还可以冲走尿道中滋生的细菌，以防感染。

如果人体长时间没有水液补充，那么人体各器官都会因为缺水而出现功能减弱，人就会觉得没精神，不舒服。与此同时，由于没有尿液的冲刷，或者冲洗力度不够大，那么体内的垃圾就会大量堆积，细菌也会借机疯狂滋生，那么人患各种泌尿系统以及其他疾病的可能性就会大得多。所以，我们平时一定要多喝水。

▼ 长期饮水过少，是形成结石的原因吗？

我发现这些年得结石病的人是越来越多了，尤其是男性朋友。经常会有患者问我如何预防结石病，每次我都要嘱咐他们多喝水，这看似老生常谈，实际上对预防结石是相当重要的。

结石形成的一个重要原因就是长期饮水过少，使得尿液过度浓缩，尿液中的垃圾沉淀、集结在一起所致。如果平时注意多喝水，那么尿量就会增加，大量的尿液就能冲刷、清洁尿路。在有尿路感染的情况下，多喝水对控制感染、降低感染结石的生成也是有很大帮助的。

所以，我建议大家适当多喝水，至少要保证每天饮水6~8杯。如果是夏天，不要长时间地待在空调房间里，以免因为空气干燥使身体丧失大量水分；冬天，在有暖气的房子里待着，或者在高温环境下作业的人也要注意增加饮水量，以补充身体出汗所流失的水分。

不过，大家喝水的时候注意一次不要喝太多，200~250毫升为好，可以每隔1~2小时喝一次。千万不要等渴了再喝水，因为当身体发出口渴的"信号"时，表明身体已处于缺水的状态中了。

这就像干涸的农田一样，等到土壤开始干裂了，才进行灌溉，原本已经开始枯萎的作物是很难一下子恢复过来的。我们的身体也是一样，即使喝了一些水，也是很难一下子从缺水的状态中缓过来的。

我们要想保护肾脏，除了要注意饮水，还要注意一点，那就是尽量不要憋尿。相信不少人都有憋尿的经历，有的是因为工作原因确实走不开；有的呢，是为了玩游戏不愿意提前结束"战斗"；还有的是出于习惯，非得等到憋不住了才上厕所……这些都是不好的排尿习惯。

我们知道，男性生殖器官的勃起和泌尿是由同一组神经支配的。男同志们如果憋着尿不排掉，就会使这组神经承受过大的压力，这时人也会感觉到胀痛感。如果长时间如此，就容易引发尿不顺、尿疼，严重的还会导致阳痿、早泄等性功能障碍的发生。

而女性长期憋尿，对身体健康也是极为不利的。女性不像男性那样有两个括约肌，只能依靠单一括约肌来憋住小便。所以，如果长时间憋尿的话，括约肌会感觉疲劳、无力，容易引发尿失禁。

经常强行憋尿，对膀胱来讲将是个极大的考验。由于膀胱的容量有限，而汇入膀胱中的尿液不断增多，直至超过了膀胱平滑肌所能承受的极限就会导致膀胱破裂。膀胱破裂后很可能会进一步引起腹膜炎，引起腹部剧痛甚至是休克，如果不及时治疗，将会危及生命。

所以你看，憋尿的危害还是很严重的。大家不要为了省那么一点时间，也不要把习惯当借口，为了自己的健康考虑，多跑几次厕所，将身体里的垃圾和毒素排出去，换来一身的轻松，这岂不是很划算?

四、房事要有节制，精气就不枯竭

肾精之气对人的五脏六腑起着滋养和温煦的作用。如果肾精亏损，男性就容易出现阳痿、早泄、遗精等性功能障碍，而房事缺乏节度是最容易伤肾或导致肾虚的。

《黄帝内经》就指出："今时之人不然也，以酒为浆，以妄为常，醉以入房，以欲竭其精，以耗散其真，不知持满，不时御神，务快其心，逆于生乐，起居无节，故半百而衰也。"

这句话是什么意思呢？翻译成今天的话就是：现在的人，没事就拿酒当水喝，喝得酩酊大醉后同房，不把自己的精气和真元耗尽不罢休，也不知谨慎地保持精气的充满，不善于统驭精神，而专求心志的一时之快，违逆人生乐趣，起居作息毫无规律，所以年过半百就不行了。

这句话就是在告诫世人房事一定要有节制，这样精气就不会枯竭，人的寿命才会更长。

很多人都知道纵欲伤肾，可就是不知道节制。在我的临床治疗中，就经常会遇到房事无节制而引发肾病的病例。这部分患者多为青壮年，由于正值性欲旺盛时期，往往恣意放纵，结果造成精液和体力都大量消耗，身体抵抗力下降，从而引起肾病发生。

▼ 新婚燕尔也不要"过度劳累"

记得有个20多岁的小伙子找到我，我看他脸色发黄，一点精气神都没有，说话都有气无力，黑眼圈很重，明显睡眠质量不好。我问他哪里不舒服，他说最近经常感觉头晕目眩，耳朵里嗡嗡的，每天早晨醒来，总感觉腰部酸胀，活动以后就没事，但感觉自己提不起精神，容易疲倦，还总想上厕所。

根据他的症状来看，这明显是肾虚的表现。我看他年纪轻轻、血气方刚的，怕是性生活方面不知道节制造成的。于是我问道："小伙子，你结婚了没？"

他回答说："我刚结婚一个月。"

我又接着问："那你和你爱人的性生活频率怎样？"

他想了想，不好意思地说："每天三四次吧。"

果然不出所料。于是，我告诫他说："小伙子你这种情况属于房事过度引起的肾虚。过多的性生活大量消耗了你的体力和精力，所以你会觉得没精神，易疲劳。而人的精气来源于肾脏，肾脏储存的精气枯竭了，它自然就会变得虚弱，从而引发一系列的病症出现。所以，以后你和你爱人在房事方面一定要注意节制一下。虽然说你们还年轻，又是新婚燕尔的，房事自然会频繁一些，但我们一定要以不损害健康为前提。如果因为一时的欲望而损害了自己的身体健康，这是不划算的。你说是吗？"

他点了点头，说："赵大夫，我这种情况该怎么办呢？"

我说："这样吧，我先给你开一些补肾阴的汤药，回去按时吃。在饮食上，可以多吃一些黑色食物，比如说黑芝麻、黑豆、黑米、黑木耳、海带、紫菜、乌骨鸡等，这些食物都有补肾的效果。另外，夫妻性生活注意节制一下，一周最好不要超过两次。一般不出一个月，就会好的。"

在这里，我再次提醒年轻的朋友们，为了自己的健康考虑，尽量合理地安排房事次数，特别是有肾病史以及患有慢性肾脏病的朋友，更要注意节制，以免过度劳累而伤肾。

五、不要被错误观念"忽悠"了

关于肾虚和补肾，很多人都有一些误区，比如有的人会觉得只有工作压力大、生活不规律的年轻人才需要补肾，其实并不是这样，我们前面讲过，盛年之后，肾气随着年龄的增长而衰弱，人到了一定的年龄，必须要把肾养护起来，否则会衰老得很快。

也有的人会认为只有男人才需要补肾，这样不对，补肾之事并不是男人专利。就补肾来说，在很多方面，女性比男性更需要。对于女性来说，月经不调、不孕不育的症状很大程度上也与肾虚有关，所以说，肾虚不只是男人的事。

▼ 早泄就是肾虚吗？

有的朋友，有性功能障碍，觉得自己就是肾虚，需要补肾。其实这也不一定是正确的，因为造成性功能障碍的原因有很多，肾虚只是其中一种。

举个例子，我清晰地记得一位年轻的男性患者。他来我这里看病，憋了半天，很羞涩地告诉我他有早泄的症状，问我是不是肾虚。

我给他看了一下，十分奇怪的是，他不仅没有肾虚，反而肾健康得很！那么问题出在了哪？我把门关上，和他深入地交谈了一会儿才发现，导致他出现早泄的原因在于他的心理。

这个年轻人之前没有性生活，所以一开始与女朋友行房事时，过于兴奋，导致了"匆匆了事"的情况出现。结果他心理发生了变化，越想持久越不能持久，弄得女方觉得他身体有问题，这才找到我。

其实这种情况呢，本质上来说是一种心理问题，谈不上心理疾病。所以，我建议他试着放松一下自己的心态，用一些方法来帮助自己逐渐建立自信，但绝不需要吃补肾的药。

▼ 六味地黄丸是"补肾秘方"吗？

生活中有不少男性朋友把六味地黄丸当成补肾壮阳的良品，尤其是中老年人，视六味地黄丸为"补肾秘方"，感觉精力大不如前，他们首先想到的就是服用六味地黄丸。可问题是，六味地黄丸是不能乱吃的。

六味地黄丸大家都听说过，它是中医补益剂中滋补肾阴的代表方剂，主要适用于肾阴亏虚的患者。

比如最近有一个小伙子来看病，一看身体特别壮，自诉很少生病吃药，可不知为什么，最近经常夜里睡觉时盗汗，有时醒来被褥都湿乎乎的，平时精神不振，总是有些口渴干燥。我给他号了脉，询问了一些情况，然后给他开了些六味地黄丸，服用一些日子果然好了。他这就是典型的肾阴虚症状。

不过，对于肾阳虚等其他肾虚症状，六味地黄丸不但没有效果，反而会让人越吃越虚。这是因为它的主要功能是滋阴，并不能壮阳。吃多了，还容易引发肠胃不适。

所以，我想提醒各位读者朋友，无论您是男士还是女士，也无论您是年轻还是已过中年，养肾防虚都需要大家重视起来。当然，这种重视千万不能以乱给自己开药方、一味进补为手段，最重要的原则还是：肾不虚时好好养护，肾虚了对症治疗。

第二章

CHAPTER 2

·养肾就要吃对·
东西吃对了肾就养起来了

黑色食物滋养肾

吃什么东西能养肾呢？从中医五行五色的角度来说，肾对应的是黑色，所以首选食物应该是黑色食物。对于黑色食物的好处，很多人可能并不是很清楚，有人甚至会很抵触，觉得黑乎乎的东西看着就没什么食欲。

其实别看黑色食物卖相不好，对身体的益处还真不少。我们中医上常说"黑色入肾"，黑米、黑芝麻、黑木耳等，这些黑色食物最是能够滋养和呵护肾脏的。

一、黑色入肾，补肾佳

上班的人啊，整天对着电脑、复印机、打印机、手机等，各种辐射危害着人体大脑和骨髓，使免疫系统受损，出现疲劳、失眠、烦躁不安、精神状态差等症状，最要命的是让我们的肾脏受到伤害。补肾养肾已经不再是离我们很遥远的事情，多吃养肾的食物可提高人体免疫力，增强活力、提神、防衰老。

大家如果细心观察就会发现，我们平时所吃的很多食物，颜色越深营养价值越高。尤其是很多黑色的食物，比如黑米、黑芝麻等。

我国民间有"逢黑必补"之说。中医也认为，五色对应五脏，而黑色对应着肾，这其中有什么道理呢？这是一种阴阳五行学说的对应，也算是中医的基础理论。这个理论在《黄帝内经》中多次提及，如"北方黑色，入通于肾，开窍于二阴，藏精于肾"。听说过玄武吧？主守护北方，那个玄就是黑色。按照中国的宇宙观，北方属水，在五色中为黑色。

祖国的传统中医学就根据这一理论，把不同颜色的食物或药物归属于人体的五脏：红色入心，青色入肝，黄色入脾，白色入肺，黑色入肾。

现代营养学也发现，食物的营养结构，与食物本身的色彩有着非常密切的关系，色彩越深，则食物的营养价值越高。尤其是蛋白质、脂肪、氨基酸、维生素以及人体所必需的钙、铁等矿物质的含量都比普通食物高，且营养结构合理，保健作用大。

因此，黑色食物因其营养成分齐全，质优量多，被列为食物之首。黑色食品又恰恰有补肾中精气的作用，多吃黑色食品能增强体质，预防疾病，可明显减少动脉粥样硬化、冠心病、脑卒中等严重疾病的发生概率，还可以延缓衰老。

不过有不少女性朋友不喜欢吃黑色食物，或者说不敢吃黑色食物。问到原因时，她们都会说因为担心吃黑色食物也会让自己的皮肤变黑。这种认识是错误的，大家千万不要认为吃什么颜色的食物皮肤就会变成什么颜色。

我们可根据季节的不同选择食物制作出应季的食品进行补养，相信对你的肾能起到很好的强健作用。

二、黑米，滋阴补肾的"神米"

黑米被称为米中珍品，也被称为"黑珍珠"。李时珍在《本草纲目》中记载，黑米具有"开胃益中，健脾暖肝，明目活血，滑涩补精之功"，主治"走马喉痹，调中气，主骨节风，瘫痪不遂，常年白发"症，对于少年白发、妇女产后虚弱、病后体虚以及贫血、肾虚等，均有很好的补养作用。以至于历代帝王也把它作为宫廷养生珍品，并称之为"贡米"。

现代营养学家研究发现，黑米中含有丰富的蛋白质、氨基酸以及铁、钙、锰、锌等微量元素。

黑米中更含有大米所缺乏的维生素C、叶绿素、花青素、胡萝卜素及强心苷等特殊成分，用黑米熬制的米粥清香油亮，软糯适口，营养丰富，具有很好的滋补作用，因此又被称为"补血米""长寿米"等。

黑米可入药入膳，经常食用，有利于防治头昏、目眩、贫血、白发、眼疾、腰膝酸软、肺燥咳嗽、大便秘结、小便不利、肾虚水肿、食欲不振、脾胃虚弱等症，长期食用还可延年益寿。

说到这里，我想起我曾经接诊过的一位女病人，她原来头发干枯易断，而且年纪轻轻就生出很多白发。这让她非常苦恼，不但不能像其他女孩子一样留着飘逸的长发，出门还要戴个帽子来遮住白发。

后来她按照我教给她的方法，每天坚持喝一碗黑米桂圆粥，连续喝上几个星期，头上的白发慢慢消失，现在一根也没有了。而且皮肤变得光滑白皙了好多，气色也比原来好了。

黑米效果这么好，那么怎样吃才最能发挥出黑米的效果呢？要知道，黑米补肾益肾的营养成分多聚集在黑色皮层，故不宜精加工。黑米最适宜的做法就是煮粥了，不但有利于吸收，并且能丰富每天饮食的口味。在这里我给大家介绍两种黑米粥的制作方法：

（一）黑米桂圆粥

材料：黑米80克，桂圆肉15克，红糖适量。

做法：将黑米洗净，放入锅内，加适量的清水，大火煮沸后，转小火煮至八成熟，加入桂圆肉，继续煮成稠粥，调入红糖，即成。

黑米桂圆粥能够养心安神，补肾益精。由于黑米不易煮烂，所以在煮粥前，一定要先将黑米洗净浸泡一个晚上，这样就容易煮烂了。相信爱惜自己身体的朋友，就算多花点时间和精力也是愿意的。

（二）黑米红枣粥

材料：黑米250克，红枣15颗左右，冰糖或白糖适量。

做法：将黑米洗净浸泡一晚，放入锅中，加入清水，煮至水沸腾，放入红枣，继续煮制40分钟。直至黑米软烂、粥黏稠时放入白糖搅拌。再焖10分钟左右，即可。

黑米红枣粥具有滋阴补肾、健脾暖肝、补益脾胃、益气活血、养肝明目等疗效。

三、黑芝麻，益补肝肾的"宝贝"

一说到芝麻，大家脑海中浮现的第一个字应该都是"香"。《神农本草经》

称黑芝麻"主伤中虚羸，补五内，益气力，长肌肉，填脑髓"。《本草备要》称黑芝麻"明耳目，乌须发，利大小肠，逐风湿气"。

黑芝麻性平味甘，入肝、肾、大肠经。有补肝肾、润五脏、益气力、长肌肉、填脑髓的作用，对因肝肾精血不足引起的眩晕、白发、脱发、腰膝酸软、肠燥便秘等有较好的食疗保健作用。尤其是在乌发养颜方面的功效，使用过的患者都有口皆碑。

芝麻连皮一起吃不容易消化，压碎后不仅有股迷人的香气，更有助于人体吸收。

很多人都认为，脱发应多吃黑芝麻。吃芝麻固然是对头发好，但是多数人不知道的是，黑芝麻吃多了反而会加速秃头。

我就曾经遇到过这样一个案例，一位头顶脱发的中年男性跟我说，他听说吃黑芝麻不但能治疗白发，还能生发，于是就买了很多黑芝麻，做成芝麻糊，每天都要吃一碗。可是一个月下来，头发不但没有变浓密，秃顶的面积反而变得更大了。原因是什么呢？黑芝麻本身含有大量油脂，吃过多会使内分泌紊乱，引发头皮油腻，导致毛皮枯萎、脱落。因此，黑芝麻比较适合的食量应是每天一匙即可。

另外，黑芝麻不是人人都可以食用的，对于肠胃不好、经常腹泻的人群来说，要尽量少吃黑芝麻，最好不吃。

黑芝麻并不是越黑越好，我们在购买黑芝麻的时候要选择颗粒饱满、有光泽的。对于害怕买到染色芝麻的人，给你们一个方法，那就是用手搓搓黑芝麻，因为手是有温度的，如果是染色的，肯定会掉色。

将芝麻与枸杞子搭配，是益肾补肾的佳品，所以在这里我给大家推荐一道用枸杞子和芝麻烹饪而成的补肾药膳，以及一款甜点——芝麻花生糕。

（一）芝麻枸杞子煲牛肉

材料： 牛肉500克、黑芝麻100克、枸杞子30克、花生油、水豆粉，其他调料适量。

做法： 1. 将牛肉洗净，切片，放入碗中，加入料酒、酱油、花生油、水豆粉腌制入味。

2. 黑芝麻用水洗净，直接放入热锅中，用小火迅速炒匀，待炒出香味，盛出备用。

3. 枸杞子洗净后，与牛肉片、芝麻一起放入砂煲中，加入沸水适量，大火烧开后，转小火继续煲四小时，调入盐、味精即成。

这道菜具有滋养肝肾、强壮益精的功效，但需注意不要炒煳，以免影响营养的吸收及味道不佳。

（二）芝麻花生糕

材料： 白芝麻10克、黑芝麻60克、花生仁100克、桑葚30克、大米粉300克、糯米粉700克、白糖适量。

做法： 1. 桑葚洗净，与白芝麻一起放入锅中，加适量水，煮20分钟后取汁，将汁倒入盛有大米粉、糯米粉、白糖的大碗中。

2. 花生仁研碎，也放入碗中，将粉揉成面团，做成糕坯，在糕上撒上黑芝麻，上蒸笼蒸20分钟，即可。

芝麻花生糕具有补肝肾、健脾胃的功效，适用于肠燥便秘者食用。

四、黑木耳，既能排毒又护肾

　　黑木耳是生长在朽木上的一种食用真菌，因其形似人耳，颜色黑褐而得名。黑木耳是久负盛名的滋补品。黑木耳性味甘平，具有补肾补气、凉血止血、清肺益气、活血益胃、润燥滋补强身等功效，还能清除体内的各种有毒垃圾。临床常用于治疗崩中漏下、痔疮出血、高血压、血管粥样硬化、体虚、便秘等病症。

　　除此之外，黑木耳还有一个神奇的功效，就是它可以像变魔术一样让肾结石"消失"。一般遇到患有肾结石的病人刚碎石后，我都会嘱咐他们多吃黑木耳。

　　如果保持每天吃一两次木耳，碎石后疼痛、恶呕等症状可在2～4天内缓解，结石能在10天左右消失。对于较大较坚固的结石，其效果会比较差。但如能长期食用，亦可使部分病人的结石逐渐变小变碎，排出体外。

　　木耳虽神奇，但是食用禁忌还是很多的。黑木耳有活血的功效，它能降低血黏度，并能防止血小板凝集于血管壁。

　　但是，也正因为如此，有出血倾向的病人，不宜用木耳进补。比如，发生脑出血后的人要少吃木耳，尤其是在脑出血发病后的前3个月内更要注意；即使脑出血康复后，也不能大量食用。再有，在手术及拔牙前后，也要避免大量吃黑木耳；咯血、便血、鼻出血等患者也不宜食用黑木耳。

　　此外，木耳富含膳食纤维，容易腹泻、消化功能差等脾胃虚寒的人，要少吃木耳，否则可能会引起胃肠胀气、腹泻等不适症状；过敏体质的人也要少吃新鲜木耳，因为新鲜木耳中含有光敏物质，食后经阳光照射会发生日光性皮炎。

　　木耳在挑选和制作上也有一些注意事项。选购黑木耳时要选择朵大适度、体轻、色黑、无僵块卷耳、有清香气、无混杂物的干黑木耳。黑木耳不应混有其他杂物。取适量黑木耳入口略嚼，应感觉味正清香。如果有涩味，说明用明矾水泡过；有甜味是用饴糖水拌过；有碱味是用碱水泡过。黑木耳经过高温烹煮后，才能提高膳食纤维及黑木耳多糖的溶解度，有助于吸收利用，所以黑木耳一定要煮熟，不要泡水发起后就直接食用。

很多人会问：黑木耳怎样吃好呢？黑木耳的烹饪方式多样，入厨可炒、烧、烩、炖，既可作为主料成菜，也可作为汤菜中的配料。下面我给大家推荐两款以木耳为主要材料的菜式：

（一）凉拌木耳

材料：黑木耳50克、红椒10克、青椒10克、香菜适量；白砂糖、鸡精、白醋、陈醋、香油各适量。

做法：1. 将黑木耳提前用冷水泡发。发起后处理木耳，将根蒂部分去除，清洗干净。

2. 锅中加水烧开，将黑木耳放入，焯水，捞出，控干水分。红椒、青椒切细丝，香菜切段，放入碗内。

3. 另取一个小碗，放入少许白砂糖、鸡精，倒入白醋、陈醋、香油各少许，搅拌均匀。将拌好的汁淋在黑木耳上面即可。

对于平日忙碌工作的人们，比较简便易做的凉拌木耳是最省时省力的了。

（二）黄瓜木耳炒肉片

材料：猪瘦肉150克，黄瓜两根，木耳50克，红椒、食用油、盐、鸡精、醋、淀粉各适量。

做法：1. 木耳水发好，去除根部洗净备用，红椒斜切成菱形，猪瘦肉切成片。

2. 肉片用盐、醋、淀粉抓入味，腌制片刻。

3. 炒锅放油，加入肉片翻炒；炒到肉片断生，加入黄瓜、木耳、红椒，翻炒均匀，炒到黄瓜八分熟时就可以了。

木耳在煮制之前一定要经过泡发，这道黄瓜木耳炒肉片味道鲜美，营养价值丰富，更有补气益肾的功效。

五、桑葚，最补肾阴的水果

要问什么水果最补肾，当然非桑葚莫属。据史书记载，早在两千多年前，桑葚已是中国皇帝御用的补品，被称为"民间圣果"。桑葚具有很高的药用价值，无论是传统医学还是现代医学都视桑葚为防病保健之佳品。

《食疗本草》中记载：桑葚"性微寒。食之，补五脏，使耳聪目明。利关节，和经脉，通血气，益精神"，具有补血滋阴、生津止渴、润肠燥等功效，主治阴血不足而致的头晕目眩、耳鸣心悸、烦躁失眠、腰膝酸软、须发早白、消渴口干、大便干结等症。

桑葚具有增强免疫力、促进造血红细胞生长、防止人体动脉及骨骼关节硬化、促进新陈代谢等功能。但是桑葚性微寒，女性月经期要少吃，以防寒气过大，引起腹痛。

除此之外，桑葚对男性的生殖系统有着很好的调节功效。我建议男性朋友可以长期饮用桑葚汁，不仅可以补充体力，还可提高性生活质量。

在生殖系统方面，很多人存在着潜在的不孕不育病理体质。现在我国的生育适龄人群中8%～10%面临着不孕不育的境况，其中50%的情况归咎于男性精液质量下降。

桑葚可以帮助改善这种"生殖亚健康"的状态，很多临床治疗死精症的方剂中都以桑葚为重要的组成药物。因此，对于正在积极备战"下一代造人工程"的男人，不妨多吃些桑葚。

这酸酸甜甜的紫黑色桑葚，如何让男人爱上它的味道呢？不妨把桑葚做成桑葚汁或桑葚酒，这种健康美味的饮品一定能让男人喜欢。

（一）桑葚汁

材料：新鲜桑葚80克。

做法：1. 将桑葚洗净后放入锅中，倒入三倍的水，大火煮开后转中小火。

2. 煮的过程中，用勺子或铲子碾碎果肉。可以根据个人口味，加进几块冰糖同煮，用冰糖是因为它的味道要比白糖清甜。

3. 煮5～10分钟即可，过滤出汁水，用勺子按压果肉，将汁水压干净。

（二）桑葚酒

材料：新鲜桑葚500克，低度烧酒1.5千克。

做法：将新鲜桑葚洗净，捣烂后绞汁，将果汁倒入烧酒，搅匀服用。

（三）百合桑葚汁

材料：百合15克，枣（干）15克，桑葚15克。

做法：1. 将百合、桑葚、红枣洗净，沥干水分。

2. 将红枣放入锅中，加入适量水煮开；再转小火熬煮半小时左右。

3. 放入百合、桑葚，煮开即可。

这三款桑葚做法都是滋阴补肾的佳品，其中百合桑葚汁特别适合女性朋友食用。

（四）黑豆，补肾安神的"营养仓库"

黑豆被古人誉为肾之谷，有"营养仓库"之称，《本草纲目》说："常食黑豆，百病不生。"黑豆味甘性平，归脾、肾经，不仅形状像肾，还有有补肾养胃、补中益气、消肿下气、润肺燥热、活血利水、祛风除痹、补血安神、明目健脾、解毒的作用，并且能够制风热而止盗汗，乌发黑发以及延年益寿。

有一次我在讲中医养生课的时候，有一个男听众，才35岁，对我说他有点怕冷，夏天也怕冷，特别是腰部以下。用了很多西药，结果效果不理想。根据他的描述，以及课后我帮他检查的结果，这位男士是典型的肾阳虚，阴虚火热，阳虚外寒，确实需要补肾壮阳。

我建议他用黑豆90克、锁阳15克、淫羊藿15克，再加3片鹿茸片煎服，连续吃一个月，肯定能改善怕冷症状。我还提醒他用黑豆期间，千万别喝酒，酒多了伤肾，肾虚会导致排泄不畅通，需要先调理一个月。结果他就按照这个方法，调理了整整26天，后来给我的反馈是食疗效果非常好，现在腿也不冷了，腰也感觉有劲了，过去打篮球一跳，腰痛得不行，现在一切恢复正常了。

我们在市场选购黑豆时，剥开外皮可能会遇到内心的颜色是不同的。黑豆分药和食用两种，药用黑豆是绿心，食用黑豆是黄心。目前市场内同时还出现了一种白心的黑豆，豆皮是黑色的。这种黑豆称作"本地黑豆"，也是黑豆的一种，并不是染色或者假冒的，但它的价格和绿心的黑豆相差甚远，大家购买时一定要谨防商家以次充好。

很多人都喜欢吃醋泡生黑豆，这种食用方法是值得提倡的，因为这样做既美味，又能保留住豆子的营养成分。中医讲五色、五味，"黑"入肾，"酸"入肝，黑豆对人的肾是有好处的。同时，从营养的角度，豆类富含植物蛋白，营养丰富。多吃豆类或者黑色食品对人体都有好处。

但必须要注意到，醋泡黑豆并不是适合所有的人，比如对植物蛋白过敏的人就不能吃；胃肠功能低下者，特别是胃不好的人，吃了会胀气不消化，而很多中老年人肠胃都不好，吃了反而就有害了。

下面我给大家推荐两种黑豆的加工制作方法。

（一）黑米豆浆

材料： 黑豆60克、黑米30克、枸杞子10克。

做法： 将黑豆、黑米洗净，浸泡一夜。黑豆、黑米放入豆浆机中，泡出的黑色液体倒入豆浆机中。补足水量，开启五谷豆浆程序即可。取出后趁热放入洗净的枸杞子，搭配食用。

如果是为了补肾，不妨将黑豆和黑米搭配做成豆浆，效果可能会更好。

（二）红糖乌豆蛋汤

材料： 鸡蛋100克、黑豆100克、红糖100克。

做法： 将黑豆洗净放入锅中旺火煮沸，移温火上煮烂熟。将鸡蛋磕入碗内，打散备用。锅内加红糖稍煮，将蛋液依顺时针方向淋入锅中，煮制约10分钟后用汤勺拌动即成。

红糖乌豆蛋汤中黑豆能够补肾益气，而红糖又是补血佳品，特别适合爱美又注重养生的女性食用。

海产品滋阴又补肾

多年的行医经验告诉我：大海边长大的人，患肾虚的比较少。其实从医学的角度来说，海产品是特别滋阴补肾的食材，如果长期食用，确实能起到养肾护肾的功效，特别是男性。要知道，海产品中含有丰富的矿物质和微量元素，对男性生殖系统的正常结构和功能有很好的补益作用，经常食用滋阴又补肾。

一、咸入肾，适度食用可养肾

在五行学说中，五味对五脏，咸对应的是肾。《黄帝内经·五味论》中有云："心欲苦，肺欲辛，肝欲酸，脾欲甘，肾欲咸，此五味之合五脏之气也。"意思就是说，适量的"酸、甜、苦、辣、咸"五味分别对人体的"肝、脾、心、肺、肾"五脏有裨益，而肾脏对应的就是咸味儿。

说到咸味物质，大家通常会最先想到盐。盐是咸味家族的重要成员。盐的主要成分是氯化钠，有调节人体细胞和血液的渗透压平衡以及正常的钠钾离子代谢的功能。盐作为咸味的代表，除了能够调味外，还能够补肾、引火下行、润燥祛风。咸可以入肾，适量地食用具有养肾的功能。这也就是为什么我们在呕吐、腹泻或者大量出汗后，要适当喝点淡盐水。适量的淡盐水能够通过调节体内微量元素和代谢平衡，起到养肾的作用。

▼ 多吃咸的就可以补肾吗？

《本草纲目》中记载："盐为百病之主，百病无不用之。故服补肾药用盐汤者，咸归肾，乃药气入本脏也。"一些肾虚、肾亏的患者来找我看病拿药的时候，我都会建议他们服药时以淡盐水送服。淡盐水就相当于一味"药引"，来帮助中药发挥治疗肾脏的作用。但是，并不是一味地吃盐就等于养肾补肾了。

我曾经有位女患者，对她的印象就是："脸色苍白，头发干枯，皮肤干燥，脸上还有很多黄褐斑，整个人都没有什么精气神儿，更别说女人味儿了。"她一见我就跟我哭诉，说"自己刚过40岁，平时工作压力比较大，气色一直都不太好，有点儿气血两亏的症状。自己在网上查了下说'吃盐能够补肾'，也不管三七二十一，就在日常饮食里加大了盐的摄入量，结果症状不但没有缓解，反而加重了"。

听了她的描述，我对她说："咸入肾经，适量地食用咸味食物能够起到滋阴补肾的功效。但是食用过多，反而会损伤脾胃，还有可能增加罹患心脏病、高血压的风险，以后身体出现病症一定要遵医嘱。"

听了我的话之后，她开始控制自己日常三餐饮食的含盐量，将高含盐量的食物替换成海产品、甘咸口味肉制品等。坚持一段时间后，这位女士渐渐地不像之前那样头发干枯、皮肤粗糙了，皮肤变得细腻水润，越来越有女人味儿了。

《黄帝内经》有云："咸入肾，咸走血，血病无多食咸。"也就是说，适量的咸可以养肾，但过咸却很伤肾。因此，平时出诊时，我在建议肾病患者饮食中适量食用"咸"的同时，也会提醒他们一定要注意"适量"，一般成人每天的盐摄入量不要超过6克，小心"过犹不及"患上高血压等心血管疾病。另外，一定要强调中医的肾不等于西医解剖学的肾脏。肾炎、肾衰竭，尤其是水肿、高血压者，一定要注意低盐饮食，不能过食咸味。

我在给患者推荐咸味食物的时候，一般都会推荐海参、海带、海蜇、海虾等这样的海产品。这些海产品不仅味甘咸，满足了补肾的要求，而且性温和，在补肾的同时不会由于过咸而加重肾脏负担，或者带来其他心血管疾病，是滋阴补肾的良品。

二、海参，大海里的补肾佳品

一提到"海参"，大家的第一反应应该就是"名贵"。但是其营养价值丰富，它的名贵也是"物有所值"。海参是一种海洋中的软体动物，素有"山有人参，海有海参"之说，足见其营养价值之高。

海参被称为大海里的补肾佳品。《本草纲目拾遗》记载："海参，味甘咸，补肾，益精髓，摄小便，壮阳疗痿，其性温补，足敌人参，故名海参。"所以它具有滋阴补肾、壮阳益精、养心润燥的功效。而现代医学研究也有证实，海参中含有丰富的氨基酸，尤其是精氨酸，精氨酸是男性精细胞的主要成分；还含有丰富的锌、碘、硒等微量元素，对肾脏具有一定的滋养作用，能够有效改善肾虚症状。

我在电台做养生节目时，一位热心观众打来电话，向我描述他的症状说："大夫，我今年刚刚40岁，最近总是感觉很乏力，头昏眼花的，总觉得有耳鸣，心情也很烦躁，而且腰背还总是酸软疼痛，又长了很多白头发，感觉就是最近一段时间一下子变白了。您说我是生什么病了吗？"根据他的症状，我初步断定应是肝肾两虚造成的。

正常情况下，男性在40岁以后或多或少都会长一些白头发，毕竟随着年龄的增长，肾气慢慢衰弱，这属于正常现象。但是像这位先生这样一段时间突然长出很多白头发，而且还伴有头晕耳鸣、腰酸乏力等症状，就多半是肾气过度耗损造成的了。

于是我建议他日常要多注意休息，饮食上可以多食用海产品等甘咸食物，尤其是海参，不妨坚持每日食用一个。一个月后，这位先生再次打来电话说："赵大夫，真是太感谢您了，听了您的建议，我开始坚持食用海参，果然现在白头发少了很多，而且整个人也更有精神了。"

海参不仅能够补肾，还具有滋阴的功效。海参中富含的精氨酸，不仅是精细胞的重要组成部分，更是人体胶原蛋白的主要原料，对女性朋友来说更能够滋养皮肤，延缓衰老，助养好气色。海参中含有的黏蛋白和多糖有降脂抗凝、促进造血功能、延缓衰老、滋养肌肤、修补组织等作用。现代医学上还证明，海参中的海参多糖具有抗癌的作用，能够抑制肿瘤细胞的增殖和转移。

▼ 人人都适合吃海参吗？

虽然说海参是个好东西，但也并不是每个人都适合吃的。一般脾胃不好、咳嗽痰多、感冒或者腹泻的患者应该慎重食用。海参蛋白含量较高，一次不宜服用量大，否则不利于消化。

　　海参产品较为名贵，因此其烹调方法也相对讲究。海参在食用前必须经过泡发，在烹调上以"少煮多泡"为原则，一般将干海参在水中煮15分钟左右，捞出后浸泡七八个小时即可。下面我就具体介绍两种海参的烹饪方法：

（一）海参小米粥

　　材料：小米120克、泡发过的海参3只。

　　做法：1. 将小米和水按大约1∶20的比例混合煮粥。

　　2. 将海参切成小块，在粥煮到一半时放入一同煮制。

　　海参小米粥不仅益气补肾，是男性朋友补肾益精的佳品；而且小米本身就有清热解渴、健胃除湿、补血美容的功效，也是女性朋友补气养颜的佳品。

（二）葱烧海参

　　材料：海参300克，大葱50克，精盐、味精、湿淀粉、料酒、白糖、酱油各适量。

　　做法：

　　1. 将海参洗净，煮5分钟捞出，将大葱分别切成长5厘米的段。

　　2. 锅内加入少量油，放入葱段、海参、精盐、清汤、白糖、料酒、酱油，烧开后移至微火煨2~3分钟，上旺火加味精用淀粉勾芡，用中火烧透收汁，盛入盘中即可。

　　葱烧海参是一道美味又营养的补肾佳肴。葱是温通阳气的养生佐料，既能去除腥味，又能与海参相辅相成，达到补肾益气的功效。

三、海虾，身子虽小营养好

有次我和一个朋友去海鲜酒楼吃饭，他跟我说最近腰和腿总是感觉酸软，动不动就使不上力气，浑身乏力，腰那块儿有的时候还会发冷，整天头昏脑涨的，极大地影响了工作和生活。我听他描述完自己的症状，就指着桌上的那盘海虾对他说："你是有轻微的肾虚，可以吃些海虾，而且一顿可以稍微多吃点儿，半斤到一斤的量吧。"

我朋友满脸疑惑地对我说："这小小的一只海虾，吃个新鲜倒是可以，能有补肾的效果吗？"我告诉他："你偶尔吃一顿两顿肯定是不会见效的，每周吃上两三次，坚持上一两个月，效果肯定是很明显的。"他点点头，笑着说："谁叫您是赵大夫呢，就听您的！"

几个月后，我又跟那个朋友吃饭，他跟我说："听了你的建议之后，我回去吃了几次海虾，白灼啊，清炒啊，一顿吃了一斤虾，你还真别说，吃完了之后，腰和腿都渐渐地变暖了，很舒服，之前头昏脑涨、腰膝酸软疼痛的感觉也减轻了。我之前也吃虾，不过每次都只吃几只，吃得多还是很有效果的啊。"

海虾的美味是大家公认的，但海虾可不仅仅只有美味而已。大家可别小看了它，海虾虽然个头小，它的营养却相当丰富。现代医学研究表明，海虾中富含蛋白质、脂类、矿物质和维生素，其中钙、磷等微量矿物元素的含量尤其丰富，虾肉提取物还有增强免疫力的功能。

海虾补肾效果很强。中医学典籍中有记载："对虾，补肾兴阳；治痰火后半身不遂，筋骨疼痛。"对虾就是海虾的一种，由此可见海虾在补肾益气方面的突出作用。中医上说："海虾性温和、补肾、壮阳、通乳，属于强身补精的食物。"海虾身子虽小，可全身都是宝。不仅虾肉能够补肾益气，连虾皮也有镇静的功能，医学上用它来治疗神经衰弱。

▼ 只要肾虚就适合吃海虾吗？

虽然说虾是好东西，但一次也不能吃得太多，一次吃一斤也算是比较大的量了，而且也不是什么人都适合吃的。虾补肾阳的功能最好，吃太多容易燥热，尤其是天生内火大的人。小孩儿和老人由于消化问题，也应该适量地少吃一些。肾亏分为肾阳亏和阴虚阳亢两种，海虾对肾阳亏的患者特别有效，但是阴虚阳亢的患者则不宜多吃。还有就是吃海虾过敏者也忌食用。

吃海虾，新鲜是关键，否则很容易引起腹泻等症状。在挑选上，要挑头尾与身体紧密相连、虾身有一定弯曲度的。不新鲜的海虾，皮壳发暗，虾体也会呈现红色或灰紫色。在烹饪海虾时，多以清淡为主，保持虾的原汁原味和营养价值。

（一）黄瓜炒虾仁

材料：黄瓜80克，虾仁60克，料酒、水淀粉、葱、姜、蒜末各适量。

做法：1. 将黄瓜去皮，切成菱形块，撒上盐拌匀，盐渍几分钟。

2. 将虾仁用料酒拌匀，放入葱、姜、蒜末煸炒，加入黄瓜块继续翻炒，放入盐、水淀粉，收汁即可。

在煸炒虾仁的过程中可以加入少许白糖，来去除海虾的腥味。虾仁营养丰富，搭配上蔬菜，既能补肾益气又能美容养颜。

（二）清炒海虾

材料：海虾500克，葱、姜、料酒、盐各适量。

做法：1. 将虾洗净，去除虾线，用葱、姜、料酒、盐腌制15分钟。

2. 将锅烧热，放入腌好的虾和少量水，炒至虾体变红，即可。

海虾本身没有咸度，可放入少量的盐入味。吃海虾最好将虾线去掉，这部分是虾的杂质，影响口感不说，还很不健康。这样做出来的清炒海虾，既营养又美味。

四、海带，利尿消肿的长寿菜

海带素有"长寿菜"之称，虽然价格便宜，但是好处却真不少。说起海带来，很多朋友最先想到的就是它富含"碘"，我们国家之前居民严重缺碘，患有"大脖子病"，但是海边的居民却很少有这种病症，原因就是"常食海带"。常吃海带能够预防和治疗缺碘而引起的甲状腺肿大。不过海带的益处可远不止这些，《中国药典》说它"味咸、性寒。能轻坚散结，消痰，利水"。海带有"利水"的作用，而"肾主水"，也就是说海带对肾有很好的补益作用。

海带中富含蛋白质，还含有大量碘和钾、钙、钠、镁、铁、铜、硒等多种矿物质元素，维生素含量也很丰富；其特有的岩藻多糖具有降血压、降血脂、降血糖也就是"降三高"的作用。海带中含有的海藻酸钠在预防和治疗癌症方面也有一定的作用。

海带不仅能够预防心脑血管疾病、降三高、预防甲状腺肿大，还能够排毒、利尿、消肿，对肾脏也能够起到很好的养护作用。《本草纲目》中记载，海带"可治瘿病（即甲状腺肿）与其他水肿症，有化痰、散结功能"。

我家楼下王大爷今年80多岁了，但是仍然精神矍铄，看起来像60岁一样。有一天在小区里遇见他，跟他闲聊。原来王大爷这么多年除了一直注意锻炼，在练太极拳外，在饮食上也很注意。王大爷说，他最爱吃海带，每周基本有四五天都会吃海带，凉拌或者熬汤。

王大爷精神状态这么好，与他常食海带，肾养护得好分不开。有了这种身边人活生生的例子，我也经常向别人推荐海带。

海带还能够美容养颜，滋养秀发。经常食用海带可以提升皮肤的亮度，改善暗黄无光的肤色，润泽肌肤，使皮肤清爽细滑，光洁美丽。经常食用海带对头发的生长、滋润、亮泽也具有特殊功效。所以女性朋友想要肌肤光滑细嫩、头发光亮，不妨多食用海带吧。

▼ 海带虽好也有禁忌

虽然说海带是消肿利尿的长寿菜，但我在这里也要提醒一下，由于海带性寒，平时胃寒的人不适宜食用。还有就是孕妇和哺乳期的妇女在食用海带时要适量，过量的碘摄入会引起胎儿甲状腺发育障碍。

海带在烹饪上比较简单，下面我就具体介绍两种海带的补肾食法：

（一）凉拌海带

材料：干海带300克，白糖、醋、蒜、辣椒各适量。

做法：1. 将干海带浸发洗净，用热汤浸过，取出后切成细丝。

2. 将蒜拍扁，辣椒斜切丝，加入海带丝和调味料，搅拌均匀。

经常食用可以令秀发光亮、皮肤细滑，对心脏病、糖尿病、肾脏疾病有一定的防治作用。

（二）海带牡蛎汤

材料：牡蛎150克，干海带50克，生姜2片，葱2根，料酒、精盐、味精、猪油、肉汤各适量。

做法： 1. 将牡蛎肉洗净，干海带浸发洗净切丝，姜洗净切成片，葱洗净切成葱花。

2. 锅内放猪油烧热，下姜片、葱花煸出香味，烹入料酒，加肉汤、精盐，倒入牡蛎、海带，煮一段时间加味精调味即成。

牡蛎本身就是一种养肾的食疗食材，与海带配合食用不仅味道鲜美，而且能够滋阴养血，补气益气，治疗阴虚内热、心烦口渴等症状。

五、干贝，味鲜美的滋阴佳品

古人有云"食后三日，犹觉鸡虾乏味"，就是用来形容干贝的。干贝鲜美非常，被列为"海八珍"之一，无论是味道、色泽、形态都与海参、鲍鱼不相上下。

一般人食用干贝，主要是为了满足口腹之欲。但是从中医的角度分析看，干贝不仅味道鲜美，营养价值也高于一般的海产品。中医上说，干贝"性平，味甘咸，能补肾滋阴，肾阴虚者宜长食之"。《本草纲目》中形容它能够"滋真阴"，《本草从新》中形容它能"下气调中，利五脏，疗消渴，消腹中宿食"。中医上有这样一个疗方：取干贝用黄酒稍润，拆丝炖服，可治老年人夜尿频多症状。可见，干贝在通气调和、补肝养肾方面有一定的食疗作用。

小张和妻子小李已经结婚2年了，一直求子不得，两个人着急得不得了，家里老人也催得很紧。他们来中医院找我看诊。经过询问症状和诊断，我发现小李一直月经量少，月经周期长、不规律，而且总是感觉腰膝酸软、心烦气躁，我分析她是肾阴虚症状。考虑到两人在积极备孕，就建议小李改用食疗的方法，可以以干贝等海产品煲粥服用，调理一段时间看看疗效。

一个月后，小李来复诊，跟我说："现在虽然还没有怀孕，但是原本腰膝酸软的症状已经减轻了，心情也没有那么烦躁了，而且上次月经量也正常了。"我跟她说："还得坚持食疗，继续调理，平时也得注意休息，不能过度劳累。"

干贝中蛋白质含量异常丰富，是鸡肉、牛肉的3倍。还含有丰富的维生素A和钙、钾、铁、镁、硒等微量元素，营养价值较高。干贝还能治疗头晕目眩、咽干口渴、脾胃虚弱等症状。

不过，在此要提醒各位注意的是，干贝特别适合肾阴虚的患者服用，是味道鲜美的滋阴佳品，但肾阳虚者就不适宜食用，过量食用反而会"雪上加霜"。除了肾阳虚患者，痛风病患者也应尽量减少干贝的食用。而且干贝一般作为配料食用，不宜过多食用，以免造成消化不良。

▼ 如何挑选干贝？

干贝在挑选时，要选择颗粒完整、大小均匀、色泽黄而略有光泽的。干贝应保存在干燥、阴凉、避光的地方。

干贝在烹调前应尽量用温水浸泡涨发，或者用少量清水加黄酒、葱姜隔水蒸软也可。烹调菜肴时，加上少许干贝不仅能使菜肴更加鲜美，还能增加菜肴的营养价值。下面我具体介绍两种以干贝为食材的菜肴的制作方法。

（一）鲜虾干贝粥

材料：干贝10粒、鲜虾10只、大米150克、姜丝各适量。

做法：1. 使用砂锅煮大米粥，熬至黏稠。

2. 将虾去虾足、虾线，干贝用水洗净，切丝。

3. 将虾和干贝丝倒入大米粥中，煮至虾变色，放少许盐调味，再撒上姜丝拌匀即食。

鲜虾和干贝都是补肾养肾的佳品，此粥味道鲜美，营养丰富，能够滋阴补肾、调和顺气。

（二）干贝蒸蛋

材料： 鸡蛋2颗、干贝6颗、柴鱼高汤300毫升。

做法： 1. 取一蒸碗，蛋打入柴鱼高汤内，搅拌均匀。

2. 将干贝烫熟切片，加入蛋液中搅拌均匀。

3. 取一蒸锅，将加有干贝的蛋液以大火蒸约2分钟，再转中火续蒸约12分钟至熟即可。

干贝蒸蛋既有蒸蛋的滑嫩，又有干贝的鲜美，是一道简单、健康又营养的菜肴。具有滋阴补肾的功效，非常适合老人和孩子食用。

六、鲈鱼，补肾的平价营养高手

每年的秋末冬初，正是吃鲈鱼的好时候，我经常会买鲈鱼回去做清蒸鲈鱼给家人吃。鲈鱼实在是补肾益脾的平价营养高手。价格实惠不说，还含有丰富的蛋白质，而且这个蛋白质特别容易被人体消化利用，适合老人和孩子食用。

《本草经疏》中曾有记载："鲈鱼，味甘淡，气平，与脾胃相宜。肾主骨，肝主筋，滋味属阴，总归于脏，益二脏之阴气，故能益筋骨。"凡是有肝肾阴虚或脾虚胃弱症状的患者都适合适量食用。

补肾并不能等到表现出症状之后再进行调理，应该在日常养生中就特别注意。曾经有一位朋友咨询我说："大夫，鲈鱼真的能补肾吗？像我平时身体很好，也没发现什么肾虚的症状，是不是就没有必要食补了？"

我回复他说："中医上说，鲈鱼能够'治水气'，而'肾主水'，故能够补阴虚，益精气。而且，随着现代生活节奏的加快，生活压力渐渐增大，八成以上的人都或多或少需要补肾。鲈鱼性温和，适量食用不会出现食补过剩的现象，平时食用也可以起到预防的作用。"

鲈鱼含有丰富的钙、磷、钾、铜、铁、硒等微量元素，尤其是铜元素，鲈鱼血液中铜元素含量很高。铜是维持神经系统正常的功臣，铜元素缺乏的患者可以适量多食用鲈鱼来补充。但是我建议，正常人每次吃鲈鱼的量最好不要超过100克。

鲈鱼肉质鲜美，没有鱼腥味，最适宜清蒸、红烧或者是炖汤。下面我将介绍两种鲈鱼的制作方法，一种是最经典的清蒸鲈鱼，另一种是糖醋鲈鱼，集色、香、味、形、营养于一身。

（一）清蒸鲈鱼

材料：鲈鱼1条，红辣椒丝、香菜、姜丝、葱丝、盐、芝麻油、蒸鱼豉油各适量。

做法：1. 将鲈鱼清洗去鳞、鳃及内脏，沥干鱼身上的水分，抹上少许盐，放上葱、姜丝。

2. 取锅煮开沸水，放入鱼隔水蒸10分钟左右至熟后，取出倒去多余汤汁。

3. 淋上蒸鱼豉油和少许芝麻油，放上香菜和红辣椒丝点缀，即成。

由于鲈鱼肉质细嫩、纤维短易破碎，在切鱼时应将鱼皮朝下，刀口斜入。而且鲈鱼的表皮非常黏滑，因此在切鱼时，应将手放在盐水里浸泡一下，这样就不会打滑了。清蒸鲈鱼保留了鲈鱼的鲜美，且营养价值损失较少，是一道补肾益气的佳肴。

（二）糖醋鲈鱼

材料：鲈鱼1条（1斤左右），面粉、番茄酱、姜末、淀粉、盐、白糖、白醋、料酒、油各适量。

做法：1. 将鲈鱼洗净，去鳞、鳃及内脏，划几刀，用盐、料酒和姜末腌制15分钟，在鱼身上均匀涂抹淀粉和面粉。

2. 把鲈鱼在油锅中煎炸，炸至表里皆熟为止，然后盛盘。

3. 锅中放入白糖、番茄酱、白醋熬成酱汁浇在鱼身上即可。

这道菜不仅造型好看，而且外酥里嫩，味道鲜美，营养丰富。但是一定要注意不能把鱼身划断，淀粉和面粉要涂抹均匀，油炸的火候也要掌握好，火力太大，外面炸酥了里面就不容易熟。

七、乌贼鱼，滋补女人的补肾佳品

不管你叫它乌贼还是墨斗鱼，它指的都是那种有很多只脚、会喷墨的软体动物。它不仅味道鲜美，营养丰富，而且是上好的食疗佳品，有滋肝肾、养血滋阴、益气等诸多功效。

中医认为乌贼味咸、性平，入肝、肾经，具有养血、通经、安胎、利产、催乳、补脾、益肾、滋阴、调经、止带之功效，可以用于治疗妇女经血不调、水肿、湿痹、崩漏、痔、脚气等症。大家可以看到，乌贼所对应的这些症状，大都是针对女性的。名医李时珍称乌贼是"血分药"，是治疗妇女贫血、血虚经闭的良药。

所以，乌贼非常适合女性食用。中医古籍《随息居饮食谱》说它"愈崩淋、利胎产、调经带、疗疝瘕，最益妇人"。女性朋友们这一生，不论是月经、怀孕、生产还是哺乳，这些重要的特殊时期，食用乌贼都对身体有益。

而对于男性肾虚者来说，乌贼也是个不错的选择，由于乌贼有养血滋阴、补肾的作用，所以对于男性肾虚所致的遗精、滑精等肾虚疾病也有很好的疗效。而且，乌贼更适用于肾阴虚的男性。

不过，乌贼虽好，却属于动风发物，患有高血脂、高胆固醇血症、动脉粥样硬化等心血管病及肝病的患者，以及患有湿疹、荨麻疹、痛风、肾脏病、糖尿病、过敏等疾病的人，应该慎食，建议大家遵医嘱。这里给大家介绍两种乌贼药膳。

（一）乌贼烧肉

材料： 乌贼干1整只，猪肉500克，八角2个，大蒜5～8瓣，食用油、干辣椒、老抽、冰糖、老酒、盐各适量。

做法： 1. 乌贼干用水泡发至少2天，中间要不断换水，然后将泡发好的乌贼去骨去皮，切成小条。

2. 猪肉切滚刀块，锅中加油烧热，放入猪肉和大蒜，大火翻炒。然后加入八角、辣椒、老抽、冰糖、水，中火焖煮至8分熟后，倒入乌贼大火翻炒，慢慢收汁，最后下入老酒即可。

这道菜不仅味美，还可以补血通经、滋补肾阴，治疗妇女带下。

（二）姜丝乌贼

材料：乌贼干1整只，生姜50克，食用油、盐、味精、绍酒各适量。

做法：1. 将乌贼泡发，方法参照上一道菜。

2. 乌贼去骨洗净切片，用盐、绍酒抹匀；生姜切丝。

3. 将乌贼、姜丝放入锅中，加油大火烧熟，加盐和味精调味即可。

这道菜滋阴润燥，适宜阴虚体质的人食用。如果是贫血、血虚经闭、带下、崩漏的女性，更适合食用。

肉类中补肾的佳品有哪些?

有很多女性朋友，尤其是年轻女孩子，不敢吃肉，原因不用说大家也都知道，"怕长胖，要美丽"。可是女性朋友们不知道的是，如果肾不好同样也会影响美丽。肾是人体的动力之源。有很多年轻女孩儿，经常手脚冰冷，脸色苍白，整个人都没有什么精气神儿。多年的行医经验告诉我，这都是肾虚惹的祸。肉类食品中就有很多是补肾的佳品，女孩子们如果怕胖，不妨多吃乌鸡肉或者鸽子肉，这些肉脂肪含量比较少，而且还是补气益肾的肉中上品。

一、猪肉，滋阴补肾味道好

动物类食物里面对肾脏最好的就当属猪肉了。中医认为，猪肉味甘咸，性温和，入脾、胃、肾经，补肾养血，具有补虚、滋阴、润燥的食疗作用。而且，"犬、羊、牛、鸡、猪"五畜与五行相对，《黄帝内经·灵枢》说"牛甘，犬酸，猪咸，羊苦，鸡辛"，《黄帝内经·素问》中说"肾欲咸"，所以猪对应的是肾。也就是说"猪入肾"，食用猪肉有补肾滋阴之功效。

猪肉的补肾效果很纯粹。先给大家举个例子。有个孕妇，内火燥热，连续咳嗽了几个月。之前也去过医院，但是考虑到她是个孕妇，不能服用太多药，也有很多药不能吃，一直都没有好转，家里人很着急，怕治疗不好影响胎儿，也影响孕妇的身体健康。

后来她婆婆找到了我，问我该怎么办。我听了她儿媳妇的情况就教这位婆婆，回去可以做猪肉汤给她儿媳妇喝，让她儿媳妇多吃点儿猪瘦肉。听了我的建议后，这个婆婆回去将带皮的猪肉切成大块儿，沸水中大火煮熟，将汤给儿媳妇喝，再配上点儿瘦肉粥。经过婆婆的悉心调理，这个孕妇很快就痊愈了。

这个孕妇之所以内火燥热、咳嗽不断，主要就是肾阴虚造成的。而猪肉，尤其是猪瘦肉的蛋白质是一种完全蛋白，与我们人体需要的蛋白质最符合，能够为生病的人补充所需蛋白质。猪肉煮汤饮下可急补由于津液不足而引起的烦躁、干咳、便秘、阴虚，起到补虚强身、滋阴润燥的作用。

女性朋友如果在补肾益气的同时，还追求美容养颜，可以多吃猪蹄和猪皮。猪蹄和猪皮中含有丰富的胶原蛋白和弹力蛋白。别小看了这两种蛋白质，它们可是决定皮肤是否光滑有弹性的重要因素。除了猪肉，还有一种养生滋补佳品，就是猪骨汤。猪骨汤营养丰富，这是大家公认的。如果女性朋友注重体形的保持，不想食用猪肉，猪骨汤也不失为"滋养肾脏"的佳肴。

当然，食用猪肉时一定要注意适量，猪肉吃多了会增加罹患心脑血管疾病的概率。尤其是注意少食用肥肉，肥肉中脂肪含量非常高。另外，在烹调时也应多注意，可以将猪肉煮得时间长一些。猪肉经长时间炖煮后，脂肪、胆固醇的含量会大大降低，不饱和脂肪酸的含量会增加，这样就可以降低患心脑血管疾病的风险了。

猪肉既滋阴补肾，味道又好，烹调上花样也较多，但是在众多猪肉烹调方法中，以猪肉汤最为益气补肾，下面我就介绍两种猪肉汤的烹调方法：

（一）补肾益气瘦肉汤

材料：猪瘦肉300克，红枣10颗，枸杞子10克，薏米10克，黄芪10克，党参10克，补肾豆20克，姜片、花生、料酒各适量。

做法：1. 烧一锅水，加姜片、料酒，将猪瘦肉洗净切块，下滚水烧开后捞出洗净待用。

2. 将黄芪、党参、枸杞子洗净装入药膳包。

3. 将药膳包与红枣、薏米、花生、补肾豆、猪瘦肉一起放入电炖锅煲4个小时左右即可。

黄芪、党参补中益气，红枣、枸杞子更是补肾佳品，薏米能够除去体内的湿气，补肾豆是黑色的大花豆，形状大小类似大白豆。上述材料与猪瘦肉相配合熬汤，绝对是益气补肾的佳肴。

（二）猪肉莲子芡实汤

材料：猪肉200克、莲子50克、芡实50克、盐适量。

做法：猪肉切块，与莲子、芡实肉一同放入锅中，加入适量清水，煮熟后加入少量盐调味即可。

猪肉莲子芡实汤能够补肾固脾，宁心安神。其中莲子中富含棉子糖，是老少皆宜的滋补品，是滋养补虚的佳品。

二、羊肉，壮阳补肾是个宝

每逢冬天，大街小巷都会飘出一阵阵羊肉汤的味道，只要深呼吸，这片刻的香气也会让人神清气爽，忘掉深冬的寒意。

中医将羊肉与人参相提并论，常有"冬吃羊肉赛人参，春夏秋食亦强身"的俗语在民间流传。中医认为，羊肉具有补肾壮阳的功效，是温补、强身、壮体的肉类上品。羊肉性温热，味甘，能够补肾强筋骨。对肾虚劳损、腰膝无力怕冷、筋骨挛痛者，最宜食之。

羊肉肉质细嫩，容易消化，而且高蛋白、低脂肪，磷脂含量较高，脂肪含量与猪肉和牛肉相比要少很多，胆固醇含量也少，是既可食补又可食疗的佳品，有益气补虚、补肾壮阳、温中暖下、生肌健力、抵御风寒的功效。

据《本草纲目》记载，羊肉具有"暖中补虚，开胃健力，滋肾气，养肝明目，健脾健胃，补肺助气"等功效。在寒冬，如果出现手足冰凉，尤其是女孩子，这就说明阳气较弱，需要进补一些温热的食物，补肾增加阳气来御寒。

我有位小侄女就是这样，只要一到冬天手脚就冰凉，还总是怕冷，主要就是肾阳气不足造成的。她只要来我家吃饭，我一般就会给她做羊肉吃。她也跟我说每次吃完，就感觉身体暖暖的。我说这就对了，羊肉性温热，具有补肾壮阳、暖中祛寒的功效。尤其是在寒冬，食用羊肉，可以帮助人体增加阳气，来抵御风寒。

除了羊肉能够补肾壮阳以外，羊骨也是很好的补肾强筋的食物。唐代人所著的《食医心镜》中记载："治肾脏虚冷，腰脊转动不得：羊脊骨一具，捶碎煮烂，空腹食之"，就证实了这一点。虽然羊肉是好东西，但是在食用时也要切记不可过量。如果身体感觉到不舒服，或者有明显的口干、烦躁等症状，应尽量不吃。还有就是肾阴虚者也应慎重食用。

羊肉总是会有一些膻味，很多人不习惯。在烹调上可以加料酒腌制，或以大葱等为辅料，掩盖羊肉的膻味。下面我具体介绍两种羊肉的烹饪方法。

（一）葱爆羊肉

材料：羊肉300克，大葱、盐、酱油、米醋、白糖、香菜各适量。

做法：1. 先将羊肉切片，大葱切成斜片，香菜洗净后切成约3厘米长的段备用。

2. 油锅加热到五成热时，放入羊肉片迅速翻炒。看到羊肉片开始变白时，放入大葱，加入酱油、白糖、盐，翻炒均匀，直到肉片全部变白。

3. 羊肉炒熟后，淋入米醋，放入香菜段翻炒均匀后立即出锅即可。

葱爆羊肉这道菜色香味俱全，且营养价值丰富。羊肉滑嫩，略带葱香味，可以掩盖住羊肉本身的膻味。葱是温通阳气的养生佐料，与羊肉的益气补虚配合相得益彰，具有补阳、壮腰健肾、补虚养身的功效。

（二）枸杞炖羊肉

材料：羊肉1千克，生姜片8克，枸杞子20克，葱段、食盐、料酒、高汤、味精各适量。

做法：1. 将羊肉洗净，先放入沸水中煮透，捞出沥干水切成小方块。

2. 将羊肉块与生姜片一同放入热油锅中煸炒，加入料酒。

3. 将2中原料倒入砂锅中，放入枸杞子、高汤、葱、食盐，小火炖烂，加味精调味即可。

枸杞炖羊肉作为一道补肾的食膳，具有固精明目、强筋补肾的作用。适用于男子阳痿、早泄，女子月经不调及性欲减退等肾虚患者。年老体弱、视力减退、头晕眼花者食用，对缓解症状效果也很好。

三、驴肉，地上最好的补肾肉

俗话说："天上龙肉，地上驴肉。"驴肉口感细腻，味道鲜美，远非牛羊肉可比。大部分人对驴肉的口感和滋味都很有好感。

当然古人会拿驴肉与龙肉相比较，不仅仅是因为它味道鲜美，更看重的是驴肉中丰富的营养价值和所具有的滋补健身的功效。驴肉中蛋白质含量显著高于牛羊肉，脂肪含量又明显低于牛羊肉，还含有丰富的钙、磷、钠、镁、铁、硒等微量元素，是滋补的佳品。驴肉中的蛋白质多为优质蛋白，蛋白质的生物利用率高，氨基酸的含量和比例较为适合人类的需要。驴肉是典型的高蛋白质、低脂肪、低胆固醇的肉类，对心血管疾病患者有较好的补益作用。

▼ 食用驴肉是四季皆宜吗？

中医认为，驴肉性味甘凉，具有补益气血、滋补肝肾、安神去烦和止血的功效。驴肉是理想的保健食品。成年男性常吃驴肉可以改善由肝肾不足引起的腰膝酸软、勃起无力等症状。

有次我在电视台录制养生节目，讲解驴肉在补肾益气方面的功效。现场有位观众就问我："赵大夫，我刚做了肾结构瘤手术，总感觉腰部酸软，气短乏力，很容易累，也没什么食欲。我这种情况吃驴肉会有效果吗？"

我回答他说："驴肉是地上最好的补肾肉，对体弱劳损、久病后的气血亏虚，有较好的疗效。食用驴肉对您的症状改善会有一定的益处。驴肉汤也是不错的选择，营养丰富，四季皆宜。但是食疗只是一种补充，如果不见康复的话，还是应该及时去医院就诊。"

驴肉不仅补肾益气，安神养心，更是女性护肤养颜的佳品。所以我常推荐女性朋友食用驴肉，从内到外养出好气色。

驴全身都是宝，它有个明星产品就是阿胶。阿胶由驴皮熬制而成，是滋阴补血、补肾益气的圣品。阿胶味甘性平，中医认为，阿胶是血肉有情之物。平日里体质虚弱、畏寒、易感冒的人，经常服用阿胶可以明显改善体质，增强抵抗力。

驴肾也是个好东西，所谓以形补形，驴肾味甘性温，有益肾壮阳、强筋健骨的效用，可治疗腰膝酸软等症状。

驴肉一直是餐桌上的美味，有很多的做法和吃法。驴肉可以红烧、凉拌或熬汤，再就是在河间地区的驴肉火烧较为闻名。驴肉汤也是一个很好的补肾食疗的选择。它不腥不燥，风味独特，鲜美无比，营养丰富，而且四季皆宜。下面我将具体介绍两种驴肉烹调方法。

（一）凉拌驴肉

材料：熟驴肉200克，盐、香菜、辣椒油、鸡精各适量。

做法：1. 将熟驴肉切成薄片状，香菜洗净切段备用。

2. 将切好的香菜放在驴肉片上，加入鸡精、盐、辣椒油搅拌均匀即可。

要注意的是驴肉要吃新鲜的，而且切片时不能太厚，否则不容易入味。

（二）红烧驴肉

材料：新鲜驴肉750克，大蒜10瓣，葱、姜、红烧汁、白糖、鸡汤各适量。

做法：1. 将新鲜驴肉切块焯水，驴肉块放水煨烂。

2. 起油锅放葱、姜爆香，放驴肉和红烧汁、白糖、鸡汤收汁。收汁后放入大蒜略翻炒起锅装盘。

红烧驴肉是河北保定、河间一带的汉族传统名菜，属于河北菜。它不仅可以补气益肾，还能养心安神，护肤养颜。

四、鸭肉，补虚劳的"圣药"

如今不少人赶潮流去买补肾药，作为一个医生，无论是来看诊的患者还是养生课上咨询我的人，只要不是非要用药不可，我都会推荐他们用食疗的方法来补肾。如果只是虚劳过度、肾气不足，可以尝试在平日常吃一些补肾食品，来缓解由肾虚造成的腰膝酸软、排尿异常等症状。没有这些症状的人，也可以适量地食用一些来预防一下。鸭肉就是一种不错的选择，它是补虚劳的圣药，能够滋阴补肾。

中医上说，鸭肉性味甘凉，属寒性，入肺、胃、肾经，有滋补、养胃、补肾、利尿消肿等作用。《本草纲目》中记载鸭肉"填骨髓、长肌肉、生津血、补五脏"，"补血行水、养胃生津"，这都佐证了"鸭肉是一种补虚劳的圣药"的观点。

鸭肉中B族维生素和维生素E都比其他的肉类多很多，能够有效消除脚气和各种炎症，对心脏病患者也有保护作用。

之前有个病人本身患有心肌梗死，而且由于工作劳累，有些虚劳过度，便来我这儿想调理一下。对他进行诊治之后，我嘱咐他回家可以多吃一些鸭肉，这不仅能够补虚劳、益肾气，还能够对心肌梗死的复发起到预防作用。

以鸭肉入食疗和药膳，民间认为肉老而白、骨乌黑者为上品。但是在做老鸭汤时，对过于肥腻的老鸭应去掉鸭油。鸭肉的食用也是有一定禁忌的。由于鸭肉属于寒凉性质的，因此脾胃虚寒、腹部冷痛、便秘腹泻的人要慎重食用，尤其是女性在经期或者伴有因寒痛经者更加不宜多用。

鸭肉是餐桌上的上乘佳肴，也是人们进补的优品。在烹饪上以煲汤为主，下面我就介绍两种鸭汤的制作方法：

（一）鸭肉海参汤

材料：鸭肉150克，海参30克，食盐、味精各适量。

做法：1. 将鸭肉切片；海参泡发，切片。

2. 将鸭肉和海参一起放在砂锅里，加适量清水，先用武火煮沸，再用文火炖煮2小时左右，防止烧干，注意加水。

3. 等到鸭肉熟烂后停火，加食盐和味精调味即可。

鸭肉海参汤具有改善肝肾阴虚、头晕目眩、耳鸣健忘、腰膝酸软、五心烦热、盗汗遗精、小便赤热等症状的功效。

（二）茶树菇老鸭汤

材料：老鸭半只，茶树菇50克，油、盐、葱、姜、蒜、鸡精各适量。

做法：1. 茶树菇泡水半小时，撕开洗净切段。老鸭切块，将老鸭焯水去血沫。

2. 炒锅中放入油烧热，放入老鸭，加入姜、蒜，翻炒。

3. 将炒好的老鸭放入电压力锅中，放入水和葱段、茶树菇，20分钟后，出锅撒上葱花。

老鸭炖茶树菇是很有名的一道汤菜，茶树菇性平、甘温、无毒，具有补肾滋阴、健脾胃、提高人体免疫力的功效，常食可起到抗衰老、美容等作用。与老鸭配合，使这道菜更加滋阴补肾。

五、乌鸡肉，补肝益肾的"黑宝贝"

你是否疑惑过，同样是女人，为什么别人看上去就貌美如花，而你自己看上去却很像"大妈"？女人不补容易老，我见过很多女人，包括我身边一些女性朋友，都认为补肾应该是男人的专利。

有位女病人来我这里看病，病历本上写着35岁，但是皮肤粗糙、面色灰暗，脸上还有色斑沉积，看起来就像45岁以上。我给她检查了一下，跟她说你可能是有些肾虚了，还是应该吃点儿补肾的食物调理一下。她对此却很不服气，说："补肾不是男士的事儿吗？我估计是最近太累了。"

在医院里，我遇到过很多这样的女性，她们感觉肾虚离自己很远，就像是只有男士长了肾而女士没有一样。

其实不然，前面也讲过，女人肾虚很常见，而且对身体影响很大。不仅会造成皮肤粗糙、面色暗黄，还会造成骨质疏松、头晕耳鸣等病症。这就需要在日常食用一些补肝益肾的食物来预防和治疗。我和她讲了半天，最后她终于意识到问题出在了哪里，语气也没那么不服气了。

其实，"乌鸡"就是一个不错的选择，它能够补肝益肾，我强烈推荐。

▼ 乌鸡适合所有人吗？一次吃多少为宜？

乌鸡又叫乌骨鸡、黑脚鸡等，是民间熟知的滋补强壮的食补材料。《本草纲目》中论述："乌骨鸡气味甘平，无毒，补虚劳羸弱，治女人崩中带下，一切虚损诸病，煮食饮汁，捣和丸药。"这是因为乌鸡入肝、肾经，能够补肝养肾，滋阴益气。相信乌鸡白凤丸女性朋友们都有听过吧，乌鸡对女性朋友们是很有好处的。

乌鸡中烟酸、维生素E、磷、铁、钾、钠的含量均高于普通鸡肉，胆固醇和脂肪含量却很低，而且铁元素的含量也比普通鸡高很多，营养价值极高。经常食用乌鸡，能够提高生理功能、延缓衰老、强筋健骨，对防治骨质疏松、佝偻病、妇女缺铁性贫血症等有明显功效。

乌骨鸡基本适合所有人，对于体虚血亏、肝肾不足的女性效果更佳。正常人每次食用不要超过200克。感冒发热、咳嗽多痰、湿热内火的人要少吃。乌鸡在烹调上也多以煲汤为主。下面我继续跟大家分享两种乌鸡的烹调方法：

（一）归芪乌鸡汤

材料：乌鸡1只，当归10克，黄芪20克，香菇30克，料酒、葱、姜、白胡椒粉、鸡精、盐各适量。

做法：1. 将乌鸡放进温水里，加入料酒用大火煮，待锅开后捞出乌鸡。

2. 把焯过的乌鸡放入有温水的砂锅里，再将葱片、姜片、香菇片、当归、黄芪一起放入锅中，加盐，用大火煮。

3. 待开锅后改用小火炖，一个小时后开盖儿加入适量的白胡椒粉和鸡精，即可。

将乌鸡放进温水里加入料酒用大火煮，放进清水里洗去浮沫，这样做为的是焯去腥味儿。归芪乌鸡汤有气血双补、滋补肝肾的功效。

（二）气锅乌鸡

材料：枸杞子10克，乌鸡1只，姜、葱、胡椒粉、盐、料酒各适量，皮纸1张。

做法：1. 将枸杞子洗净泡发，姜拍破，葱挽结。

2. 将乌鸡洗净，放入沸水锅内焯水，捞出沥水，然后将枸杞子装入乌鸡腹腔内。

3. 将乌鸡放入器皿中加清水、精盐、胡椒粉、姜、葱、料酒，用皮纸将器皿口封闭，入笼用旺火蒸约1个半小时，直到乌鸡熟烂入味，出笼后去掉纸皮，即可。

气锅乌鸡补肝肾，益气血，滋阴壮阳，适用于肾阴虚型贫血症。

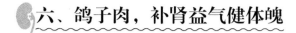

六、鸽子肉，补肾益气健体魄

民间有"一鸽胜九鸡"的说法，足见对鸽子营养价值的肯定。鸽肉不但营养丰富，而且还具有一定的保健功能。这里我们所说的鸽肉一般是指白羽鸽肉。《本草纲目》有记载："鸽羽色众多，唯白色入药。"

有患者曾经问我："鸽子是不是真的像网上传的那样能够补肾益气、强健体魄？"我的回答是肯定的。

中医学认为鸽肉性温和，入肝、肾经，有补肝壮肾、益气补血、清热解毒、生津止渴等功效。现代医学也认为，鸽肉高蛋白、低脂肪，它所含的钙、铁、铜等矿物质和维生素都比鸡、鱼、牛、羊高。鸽肉中含有丰富的泛酸，可以防止脱发、白发，对少白头有很好的疗效。而其含有的软骨素，能够增加皮肤弹性，改善血液循环，加快伤口愈合。鸽肉属于理想的滋补食品，可以壮体补肾、健脑补神、延年益寿。

在给这位网友的回复中，我给他举了个例子，一般在大病之后，或者经过大的手术，尤其是肾脏相关的手术之后，医生一般都会建议在日常饮食调理中适量地食用一些鸽肉，也是由于鸽肉在补肾益气、强健体魄方面的功效。

之前有位妈妈带着她女儿找我调理月经，经过对女孩儿的初步诊断，我发现她为肾虚而造成的月经不调。我建议她妈妈"买一只鸽子，煮食，主要喝汤，隔天1次，每月连服五六次"，来补肾益气，调理月经不调。经过一段时间的调理，小女孩儿的症状明显改善了。

▼ 孕妇可用食用鸽肉吗？

白羽鸽不仅鸽肉营养丰富，鸽蛋也是补肾益气的良品。民间多用鸽蛋加入桂圆、枸杞子、冰糖蒸食，能够改善身体虚弱、头晕腰酸等症状。

　　鸽肉虽好但不太适于孕妇食用。孕妇如果不经常活动，食用过多会导致身体发胖、发虚，长期食用对胎儿也会造成影响。

　　鸽子在烹调上也多以煲汤为主，下面我继续给大家分享两种鸽子汤的制作方法：

（一）胡椒根炖鸽子汤

　　材料： 鸽子1只，胡椒根10克，红枣6颗，姜片3克，盐、料酒各适量。

　　做法： 1. 将鸽子洗净放入沸水中焯一下，捞起过冷水冲淋。

　　2. 将胡椒根与红枣洗净，塞入鸽子腹中，撒上适量盐，装入蒸碗中，摆上姜片，加入清水，没过鸽身1/3即可。

　　3. 高压锅内中火焖烧20分钟左右即可。

　　胡椒根味辛、性温，入膀胱、肾二经，具有温经通络、祛寒除痹的功效。与鸽肉一起炖汤，既味道鲜美，又强健体魄，特别适用气血两虚、肾气不足的朋友食用。

（二）鸽子益肾汤

　　材料： 鸽子1只，山萸12克，黄精12克，益母草15克，鳖甲30克，葱、姜、盐、黄酒各适量。

　　做法： 1. 将鸽子宰杀后，去毛及内脏，洗净，待用。

　　2. 将山萸、黄精、益母草洗净，装入布袋中，扎口。

　　3. 鳖甲打碎，放入鸽腹中和药袋一起入锅。加葱（切末）、姜（切末）、盐、黄酒及适量水，煮至鸽肉酥烂，取出药袋，喝汤吃鸽子。

　　鸽子益肾汤是一款气血双补、壮腰健肾的养生汤，适合动脉粥样硬化和贫血的朋友们食用。

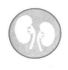

吃哪些蔬菜最补肾?

在 日常饮食中，多注意补肾蔬菜的食入，有助于滋补肾阳，对肾虚造成的腰膝酸软、阳痿、遗精、排尿异常等症状有一定的食疗作用。

一、韭菜，名副其实的"壮阳草"

中国人很注重食疗养生，在食疗养生界，韭菜有个响当当的名号——"壮阳草"。韭菜不仅质嫩味美，而且营养价值丰富。中医上认为，韭菜味辛、性温，入肝、胃、肾经，有行气活血、补肾助阳的功效。

《本草纲目拾遗》说韭菜能"温中，下气，补虚，调和脏腑，令人能食，益阳，止泻白脓，腹冷痛，并煮食之"。《日华子本草》言其"止泄精尿血，暖腰膝，除心胸痼冷、胸中痹冷、癖气及腹痛等"。

对凡是由肾阳不足引起的阳痿、早泄、遗精、遗尿，或小便频数清长，女子白带增多、腰膝冷痛等，均有治疗效果。夏季食用韭菜，可以起到消食导滞、除积健脾的作用；冬季食用则可以温肾壮阳，"壮阳草"之名即由此而来。

▼ 韭菜适合老年人食用吗？

韭菜无论是对男士、女士还是老人，都有补肾助阳的作用。对男人来说，韭菜在温补肝肾、助阳固精方面的作用很突出。经常食用韭菜能增强男性体魄，帮助男性预防和解决肾病、肾虚带来的困扰。

对女性来说，经常食用韭菜能够祛斑减肥。有很多朋友不愿意食用韭菜，尤其是女性朋友，主要是因为它会散发出一种辛味，这是由于其含有的挥发性含硫化物造成的。

现代医学指出，正是韭菜中的这种挥发性含硫化合物，能够降低血脂和扩张血脉，有助于疏通调理血气，益气护肾。

同时这种挥发性含硫化合物还能使黑色素细胞中酪氨酸系统功能增强，起到消除皮肤白斑和使头发乌黑油亮的功效。韭菜中含有丰富的植物纤维素，能够促进胃肠蠕动，既能起到减肥的作用，还能治疗便秘，预防肠癌。

而对老年人来说，随着年龄的增长，机体器官代谢能力难免下降，尤其是肾功能，有些老年人会受夜尿频多等症状的困扰，严重影响他们的身心健康。而韭菜能够温补肾阳、固精止遗，经常食用可以治疗和预防老年人肾阳虚、遗尿和尿频等症状。

韭菜营养价值全面，而且还有药用价值。在增强精力的同时，更是对男性勃起障碍、早泄等有极好的治疗效果，现代人还给了它蔬菜伟哥的桂冠。但应该注意的是，韭菜很不易消化，一次不能吃太多。

韭菜一般适宜所有人食用，但是有心烦、口干不想喝水、舌红少苔、易盗汗症状的朋友要少吃，吃韭菜容易过敏的人也不宜吃。

韭菜炒虾仁或韭菜炒鸡蛋，都是简便易做的"壮阳菜"，应该多吃。下面我就具体介绍下这两种菜的做法：

（一）韭菜炒虾仁

材料： 韭菜150克，鲜虾仁300克，葱、姜、盐、油各适量。

做法： 1. 将韭菜洗净，切成3厘米长的段；虾仁洗净，姜切丝，葱切段。

2. 将炒锅加入油，烧至六成热，下入姜、葱爆香，立即下入虾仁、韭菜、盐，炒熟即可。

韭菜炒虾仁具有补气益血、暖胃、降血压的功效，特别适合高血压肾阳虚型患者食用。

（二）韭菜炒鸡蛋

材料： 韭菜300克，鸡蛋3个，盐、味精各适量。

做法： 1. 先把鸡蛋打入碗中，加少量盐，搅匀；把韭菜洗干净，切成段。

2. 在锅里加入油，烧热后把蛋液放进去，稍微炒一下，取出。

3. 在锅里加入油，把韭菜放进去炒，加盐，炒到八分熟的样子，加进鸡蛋，再炒一下，加味精，即可。

韭菜炒鸡蛋可以补肾壮阳，对肾阳虚、腰膝酸软、头昏眼花、女性月经不调、宫寒不孕等有一定的效果。

二、山药，益肾填精的食材

山药能够补肾的说法由来已久。中医上认为，山药性平、味甘，入肺、胃、肾经，具有固肾益精的食疗保健功效，能够治疗和预防遗精带下、肾虚尿频等症状。凡是有肾亏遗精、妇女白带多、小便频繁等症状的朋友，都可以经常服用。长期食用山药能够滋肾益精，强健身体。

历代医者都给予山药"理虚之要药"的美誉。明代李时珍就指出："山药益肾气，健脾胃。"《本草正》也记载："山药，能健脾补虚，滋精固肾，治诸虚百损，疗五劳七伤。"《本草经读》还说："山药，能补肾填精，精足则阴强、目明、耳聪。凡上品之药，法宜久服，多则终身，少则数年，与五谷之养人相佐，以臻寿考。"

正因为有如此神奇的药效，所以山药在中医中被称为上品之药，适宜长期食用，多则终身，少则数年，可以延年益寿。

很多老中医在日常饮食中都会经常食用山药，我的一位前辈，也是我的良师，今年90岁高龄，虽然已经白发苍苍，但是说起话来中气十足，精神百倍。

他从年轻的时候就基本坚持每天食用山药，他还跟我开玩笑说："这时间久了，就形成习惯了，哪天要是不吃就感觉浑身不舒服。"

现代医学研究证明，山药中富含蛋白质、维生素、微量元素等营养成分，同时还含有丰富的胆碱、薯蓣皂苷等，薯蓣皂苷具有止咳化痰、消炎的功效。

我的这位老师、老前辈还特别给我推荐了铁棍山药。铁棍山药除了可以日常食用外，还是一种名贵的中药材，大家都很熟悉的"六味地黄丸"中有一味中药成分就是铁棍山药。铁棍山药的营养价值和药用价值是普通山药所不能比的。

山药除了能够滋阴养肺之外，还有意想不到的美容和瘦身功效。山药中富含纤维素，能够促进胃肠蠕动，起到减肥的功效。它还含有植物雌性激素类似物成分，能够防止肌肤老化、收缩毛孔，使肌肤更加细嫩。

山药是一种非常常见，但又十分营养保健的食物，基本什么人都可以吃。由于山药独特的滋阴补肾益精的功效，它特别适合病后虚弱患者、慢性肾炎患者食用。慢性肾炎患者，日常食用山药可以起到辅助药物治疗的作用。但需要注意的是，由于山药能够养阴助湿，所以湿盛中满、积滞有邪者不宜食用。

山药的做法很多，以煲汤或煮粥为主，下面我给大家推荐两种山药的烹饪方法：

（一）山药桂圆粥

材料： 粳米50克、鲜山药100克、桂圆肉10克、荔枝肉10克、五味子5克、白糖适量。

做法： 1. 将鲜山药去皮切成薄片。

2. 将山药片、桂圆肉、荔枝肉、五味子、粳米同煮，煮好后加入白糖即可。

山药桂圆粥具有补益心肾、安神益智的功效，特别适用于心悸失眠、眩晕健忘、神疲乏力的患者，对中老年人和妇女具有很好的补益效果。

（二）清炒山药

材料： 山药300克，胡萝卜100克，菜心100克，油、盐各适量。

做法： 1. 给山药去皮，切成菱形片，放入水中洗掉黏液；胡萝卜切片；菜心切段。

2. 锅中烧开水，下入山药和胡萝卜烫至水再次开起，捞出，菜心烫一下马上捞出。

3. 重新起锅下少许油，下烫好的蔬菜加适量盐大火快速炒匀出锅即可。

清炒山药是一道色香味俱全的佳肴，既清爽可口，又补益身体。山药的补属于温补，补而不燥。除了能够补气益肾外，还具有减肥瘦身的功效。

三、大葱，壮阳强肾有奇效

提起大葱，很多人会想起山东吧？"如言山东菜，菜菜不离葱"，著名的煎饼卷大葱，让大葱和山东人结下了不解之缘。而提起山东，我们又会想到武松、李逵、秦琼等众多英雄好汉，他们跟大葱有没有关系呢？也许高大威猛的山东大汉，还真是大葱养出来的呢。

中医认为大葱辛温，能通阳气而散阴寒，可以发汗解表，散寒通阳，所以很多人都知道在风寒感冒的时候用葱白和生姜一起熬水喝，可以有效地缓解风寒感冒的症状。

但大家可能不知道，对男性来说，大葱还是很好的壮阳食物。易水学派的创始人、名医张元素说："葱茎白专主发散，以通上下阳气……肾恶燥，即食辛以润之，葱白辛温，以通阳气也。"

俗话说："一根葱，十分钟。"男性朋友如果性功能低下，也可以考虑通过吃大葱起到辅助治疗的作用。不过这肯定不是一朝一夕之事，大家要坚持一段时间以后才能看到功效。

对男性来说，每周吃3次大葱或细香葱，可以炒菜、凉拌食用，也能当成调味品，都可以有效刺激性欲，达到壮阳强肾的作用。

▼ 食用大葱应注意什么？

需要提醒大家的是，服用六味地黄丸期间不适宜吃葱。六味地黄丸是著名的补肾药，但它的功效是滋补肾阴，主要用于肾阴亏损、腰膝酸软、盗汗遗精等肾阴虚的症状。而大葱味辛性温，它主要是通阳活血，与六味地黄丸中的地黄作用正好是相互抵消的，所以，如果你吃六味地黄丸，就不要同时再吃大葱了。

由于大葱归于辛辣食物之列，患有胃肠道疾病特别是溃疡病的人，不宜多食大葱。葱对汗腺刺激作用比较强，有腋臭的人在夏季也要慎食。还有表虚、多汗的人，也应忌食大葱。除了他们之外，其他人都可以放心食用，尤其是脑力劳动者，更适合多吃些大葱。

这里给大家介绍两道可以滋补肾阳的食谱，一个是鲁菜的头牌葱烧海参，另一个是葱爆肉，也是鲁菜的代表作。

（一）葱烧海参

材料：干海参500克，大葱100克，食用油、生姜、白糖、老抽、黄酒、高汤、水淀粉、盐各适量。

做法：1. 将干海参用冷水冲洗一下，放入无油的干净锅中，以小火慢煮，水开后关火，将海参泡在热水中，待水温与体温差不多后，将海参捞出，放入干净的冷水中浸泡12小时。然后再将海参放入干净的锅中，以文火慢煮，水沸后关火，浸泡到水温降为体温的温度。

2. 把海参捞出，用剪子将海参腹部划开，把腹腔内的杂物取出。然后把净膛的海参冲洗干净，再一次把海参放入锅中，以慢火烧开后关火，浸泡到水温降为体温的温度后，或者觉得海参已经达到发制的效果，就取出海参，切成一字条。

3. 把大葱切斜片，姜切片，备好高汤和水淀粉。

4. 锅中倒入一些油，油稍微多一些，以小火慢慢把葱、姜炒香，且把葱炒得略微金黄，加入糖后以小火加热，油糖混合后，慢慢炒出糖色，加一点老抽上色。

5. 倒入黄酒、高汤后，把海参放入，盖上锅盖，以小火焖炖约25分钟，根据口味调入少许盐后，加入水淀粉勾芡即可。

海参和葱一起烧，可以很好地滋肺补肾、益精壮阳，适用于肾阳虚所导致的阳痿、遗精及再生障碍性贫血、糖尿病等病症。

（二）葱爆肉

材料： 猪瘦肉200克，大葱白50克，食用油、淀粉、生抽、老抽、鸡精、盐各适量。

做法： 1. 首先把葱切成手指长的节段，然后再在中间切两刀成四片。猪瘦肉切成丝，放淀粉、生抽略腌。

2. 炒锅放油，开火，加入肉丝，用大火快炒，加一点点老抽。待肉变色脱生时放入盐、鸡精，然后把葱放入里面再急速炒几下，即可出锅。

这道菜的重点在"爆"，需要用旺火快炒，连续操作，一鼓作气，瞬间完成。葱放入最多也就20秒，就要出锅，这样才能得到这道菜的精髓。

四、豇豆，补肾健胃的豆中上品

中医上认为，豆类蔬菜普遍都性质温和，能够补肾健胃益脾，对脾胃虚弱、有肾虚症状的患者来说是很好的食补材料。豇豆是众多豆类蔬菜中的明星食材，是豆类中补肾健胃的上品。经常食用豇豆不仅能够健脾和胃，还能够补气益肾。

李时珍称赞它为"补肾健胃"的佳品，说它能够"理中益气，补肾健胃，和五脏，调营卫，生精髓"。

中医古书上有这样一个记载："曾经有一位老先生教别人补肾气，让他们每天都煮一碗豇豆，加少量的盐食用。"现代中医书上也有相关记载，称豇豆能够滋阴补肾、健脾益胃，可以用于治疗女性白带异常和男性肾虚遗精，特别适合于肾虚造成的尿频症状的患者食用。

在一次养生课上，我把中医典籍中那位老先生教人补肾气的方法分享给了观众朋友。后来有一位热心观众打电话来跟我说："大夫，自从上次听了你的养生课后，我回去就按照您说的方法煮豇豆拌少量盐吃，坚持了一段时间，我夜间尿频的毛病真是好了不少。现在晚上也就起来个一次两次，有的时候就一觉到天亮，身体舒服了不少。"

听了这位观众的话我真的很为他高兴。肾虚困扰着这么多人，尤其是老年人，尿频严重影响其睡眠质量和身体健康。豇豆中所含有的蛋白质皆是易于消化的优质蛋白，对养护肾脏、补益肾气有很好的作用。

另外，豇豆中还含有丰富的B族维生素，能够帮助消化，预防急性肠胃炎、补肾止泻、益气生津。不仅如此，豇豆中的磷脂含量丰富，能够促进胰岛素分泌，也是糖尿病患者的理想食材。

豇豆几乎适合于所有人食用，尤其适于有糖尿病、肾病、尿频等症状，以及有妇科病症的患者食用。在烹饪时，一定要注意彻底煮熟豇豆，否则会导致腹泻，甚至中毒。豇豆多用于炒制和腌制，下面我就为大家推荐两种常见的保健食法。

（一）腌制酸豇豆

材料： 新鲜豇豆500克，花椒、野山椒、姜片、蒜、盐、白酒、冰糖各适量。

做法： 1. 豇豆洗净，将水烧开凉透，倒入泡菜容器中，放入野山椒、盐、冰糖、花椒、鲜姜片、蒜和白酒。

2. 将豇豆捆成把放入泡菜容器里，盖上密封盖，放在阴凉处，20天左右即可。

酸豇豆不仅好吃，还具有普通泡菜所没有的作用。酸豇豆补肾不是大补，而是清补，补中有泄，既能补肾气，又能清湿浊，它的作用特别平和，男女老少皆宜，特别适合慢性病和亚健康状态人群的日常保健食用。

（二）干煸豇豆

材料：豇豆400克，碎米芽菜40克，绍酒1汤匙，酱油2汤匙，食用油、盐、味精、香油各适量。

做法：1. 将豇豆洗净，切成3厘米左右的段。

2. 炒锅加油烧至七成热，下豇豆，炸至皱皮时捞出，沥干油分。

3. 锅中倒入酱油，放入豇豆煸炒至干香，放盐、芽菜、绍酒、香油、味精炒匀，即可。

干煸豇豆颜色鲜艳翠绿，咸鲜可口，但是要注意油炸时间不宜过长，否则会造成豇豆太干，要把握好皱皮就捞出的度。

五、黄豆，女人必吃的“肾谷豆”

中医的著名典籍《素问·金匮真言论》中有这样一段讨论肾的文字："北方色黑，入通于肾……其味咸，其类水，其畜彘，其谷豆，其应四时。"那么，什么是"肾谷豆"呢？字面上的意思就是"豆是肾之谷"，也就是说常食用豆类食物，有很好的补肾效果。肾脏与豆类之间有着特殊的关系，我国民间也有"每天吃豆三钱，何须服药连年"的说法。

不知道大家有没有这样的同感，看到黄豆就能想到肾，因为黄豆呈椭球形，与人体的肾脏形状相似。黄豆营养价值丰富。中医上说，黄豆味甘性平，入脾肾、大肠经，具有健脾益气、润燥消水的功效。

我记得有一位朋友曾经很认真地问过我："赵老师，我有点儿迷糊了，我看网上有很多人说肾不好不能吃黄豆，也有好多人说黄豆补肾，我到底该信谁的啊？"

这个问题很简单。在《素问》中记载的肾"其谷豆"，其中的豆就主要是指黄豆，足见黄豆对肾的补益作用。现代医学上也有证明黄豆中的植物蛋白与动物蛋白相比，对肾是有一定的补益作用的。中医上也说黄豆能够增力气、补虚开胃，很适合肾虚弱的人食用。

不仅如此，黄豆还是女性朋友最好的食物，能够让女人更加的女人。我身边不少年过四十还皮肤紧致细滑、头发乌黑顺直的女性朋友，她们的秘诀就是"每日食黄豆"。还是那句话，"肾是人体的动力之源"，肾好则身体就好、皮肤就好。

行医多年，大凡是看起来"年轻有活力"的女性，她们的共同特点都是"保持肾动力"。黄豆中富含"植物雌激素类似物"——大豆异黄酮，它能够提高人体雌激素水平，同时在滋阴养肾方面也有一定的功效。

黄豆绝对可以被称为"女人必吃的肾谷豆"，是所有爱美的女性都不能错过的美味。当然也是男性朋友养生益肾的不错选择，黄豆对肾的补益作用，能够帮助男性预防和克服肾脏疾病带来的困扰。

黄豆中胆固醇含量较低，特别适合于有心脑血管疾病，以及气血不足、肾虚体弱的患者食用。但是对于有消化功能方面问题的朋友来说，就应该尽量少吃。黄豆不易消化，很容易造成胃胀气。

黄豆味道鲜美，多作为辅料用于煲汤、煮粥等烹饪中，下面我就推荐两款既营养又美容的美食制作方法，供大家参考。

（一）红枣黄豆浆

材料：黄豆80克、红枣6个、冰糖适量。

做法：1. 将黄豆用清水浸泡过夜。

2. 将泡好的黄豆洗净后与红枣混合，加水，打浆煮制十几分钟。

3. 将磨成粉的冰糖加入做好的红枣豆浆中，搅拌均匀即可。

煮豆浆时一定切记要煮熟，否则容易引起腹泻等症状。对女性朋友，尤其是小白领们来说，既方便快捷，又营养滋润。

（二）黄豆蹄花汤

材料：猪蹄1只，黄豆100克，葱、姜、盐、白胡椒、白酒各适量。

做法：1. 猪蹄切成小块焯水煮3～5分钟，放入白酒煮开，捞出洗净。

2. 砂锅里加猪蹄、葱、姜、黄豆，一起煲一个半小时三十分钟。

3. 加入盐和白胡椒粉继续炖三十分钟即可。

黄豆蹄花汤是一道"大补"的补肾汤，尤其适合女性朋友食用，可以美容养颜。

六、荠菜，野菜中的补肾"药材"

小时候在老家，我的父亲和母亲都喜欢去山上剜荠菜回来吃。母亲的拿手菜"荠菜蛋花汤"，美味清淡，又爽口提神。还记得我当时问父亲："为什么上山那么辛苦，您和母亲还总是去剜荠菜啊？"

父亲当时对我说，荠菜营养丰富，多吃对身体好。那个时候还不是很能理解，这小小的野菜味道是很鲜美，但营养丰富又从何说起呢？

长大后学了中医才渐渐知道，荠菜不仅是一道美味，更是野菜中的一味补肾"药材"。《名医别录》中说荠菜"主利肝气，和中"，《日用本草》说它"凉肝明目"。由于荠菜性凉平、味辛甘，具有"和脾、利水"的功效，所以可以用来治疗肾炎、高血压等疾病，同时也具有清凉、解热、明目等药效。

荠菜营养价值丰富而全面，不仅含有丰富的蛋白质，还含有钙、磷、铁等矿物质和微量元素，荠菜中的维生素C和胡萝卜素含量更是比一般蔬菜高很多。荠菜全株皆可入药，荠菜中含有的荠菜酸是止血的有效成分，能够补气益血。

之前有位女性患者朋友月经量过大，崩漏，我建议她平时用荠菜50克、龙芽草50克，用水煎服。两个疗程后，这位病人跟我说月经量恢复正常了，也没有崩漏的情况了。不仅如此，荠菜中含有的乙酰胆碱和甾醇类化合物，还有降血压和降血脂的功效。

荠菜是野菜中的补肾"药材"，可以消肿利尿，例如，将荠菜根和车前草各半，以水煎服，能够有效地治疗水肿的症状。荠菜还有利尿的功效，对肾脏起到养护作用。

荠菜是一种非常常见的野菜。我想有很多朋友，尤其是中老年朋友，都像我父母一样，喜欢去山上剜荠菜。但是要注意，要挑选不带花的荠菜，而且荠菜的根部药用价值最高，在食用时不要去除。

荠菜特别适合于有水肿、肾虚、尿血、血崩、月经过多等症状的患者食用。但是由于荠菜本身具有润肠通便的功效，因此腹泻者不宜食用。而且荠菜性寒凉，体质虚寒的人也不适合食用。

荠菜食疗的制作方法很简单，但是一定要注意不宜长久烧煮，否则会破坏其营养成分。下面我就为大家推荐两种荠菜的食疗烹饪方法：

（一）荠菜土豆泥

材料：荠菜200克，土豆2个，盐、油、糖、味精各适量。

做法：1. 荠菜焯水后切末，土豆去皮切块煮熟。

2. 用叉子将煮熟的土豆捣烂成泥，锅里放油烧热后，将土豆泥翻炒，加入水、盐、糖和味精拌匀。

3. 加入荠菜末炒匀，做成型，即可。

土豆在选择上要尽量选面一些的，同时在土豆泥炒制的过程中要用中小火，否则容易煳锅。

（二）荠菜饼

材料：荠菜300克，海米20克，鸡蛋2个，面粉300克，盐、食用油各适量。

做法：1. 将荠菜和海米用水洗好，荠菜切好拌入海米、鸡蛋液、盐，再放入面粉，加入适量清水后搅拌均匀成糊。

2. 锅底放油，烧热后，倒入荠菜糊并摊薄，烙熟即可。

有很多朋友不喜欢吃荠菜，可以将其做成荠菜饼，既有荠菜的香味又有海米的鲜味，而且营养丰富，有养胃益肾的功效。

七、大蒜，温阳补肾的"小宝贝"

一提起吃大蒜，很多女孩子会大皱眉头。为什么呢？当然是因为它那辨识度极高的味道。的确，大蒜是一种让人又爱又恨的食物，它是非常好的调味品，能够掩盖肉制品的腥膻之味，还可以给一些味道寡淡的食物增色。

然而，由于吃完大蒜以后的口气特别重，让很多人对它不得不敬而远之，这实在是太可惜了，因为大蒜有非常多出色的药用功效。

大家最熟悉的，应该是大蒜的杀菌作用，但大蒜的功效绝不仅仅是这样，它的壮阳作用也在民间广为流传。中医认为，大蒜具有温补的效果，是阳性的药食同源食物，可以有效补充肾脏所需物质，改善因肾气不足而引发的浑身无力症状，而且还可以增强性能力。

这一论断，已经在实验室里得到了证实。研究人员通过兔子及小白鼠的实验发现，大蒜能刺激雄性激素分泌，并能增加精子数量，使精子数量大增，这就验证了大蒜的壮阳功能。

而且，吃大蒜还能够促进血液健康，改善血液循环，从而也有利于改善勃起功能。大蒜中蒜素与维生素B$_1$共同产生的蒜硫胺素，还能消除疲劳，增强体力。综合各方面，大蒜对于增强男性的性功能、补肾壮阳有相当好的效用。

只是，中医认为"少火生气，壮火食气"，什么东西再好，也不能吃太多。大蒜吃得太多，可能会克伐人的正气。

所以，对于已经确诊精子量偏少的男性来说，每天吃一到两瓣蒜就可以了。一天吃一次，吃上两到三个月，就可以让精子量有明显的升高。

另外，大蒜性质较为湿热，同时也有刺激性，能刺激肝、肺、胃及眼睛，如果患有肝热或是肝炎患者、脾胃火重者、眼睛痛或有炎症者，吃大蒜的时候应该注意尽量不要生吃，可以做熟了再吃。这里给大家介绍两种温阳补肾功能较好的大蒜食疗方法：

（一）蒜香丝瓜炒肉片

材料： 大蒜 30克，丝瓜 250克，猪瘦肉 100克，食用油、酱油、玉米淀粉、鸡精食盐各适量。

做法： 1. 猪瘦肉洗干净后切片，加少许油、盐、玉米淀粉，腌制2小时。

2. 丝瓜削皮，再把丝瓜切开，接着切成小段；把蒜剁碎，下油锅煸香盛出备用；把肉片爆香，然后把丝瓜倒入一同翻炒，加少许鸡精、盐；再把蒜蓉倒进锅翻炒，加少许酱油，进行调味，翻炒至熟即可。

丝瓜活血通经，猪肉可以补虚强身，滋阴润燥，和大蒜一起食用能起到消除疲劳、恢复体力的作用。这道菜有益于补肾、强精、壮阳，适用于阳痿患者食疗。

（二）大蒜羊肉

材料： 去皮大蒜 80克、羊肉 200克、食盐少许。

做法： 1. 将洗净的羊肉切块，放入开水锅，略汆一下。

2. 然后把羊肉和大蒜一同放入砂锅，加水大火烧开后用小火炖熟，加食盐调味即可。

大蒜和羊肉都可以温补气血，二者同食可以治疗肾虚阳痿、腰膝冷痛等症。

没事吃点补肾的水果或坚果

水果和坚果是天然的补品，这是大家所公认的。但是说到水果，大家更多的是认为它能够补充维生素C，而且具有美容、减肥的功效。坚果更是绝大多数的人都会喜欢的零食，含有丰富的多不饱和脂肪酸，且胆固醇含量比较低，对心脑血管具有一定的保健功效。

更有人说，每周食用两次以上的坚果能够降低患心脏病的风险。其实水果和坚果也是补肾的美味，没事儿的时候吃一点儿能够补肾益气。

一、枸杞子，补肝益肾的"却老子"

如今生活节奏越来越快，人们的生活和工作、学习压力越来越大。学生面对升学的压力而熬夜学习，白领人士更是"压力山大"，不仅工作压力大，还要整天面对着电脑，户外活动较少，身体难免会有些吃不消。

小李是我的一位患者，今年28岁。28岁的男性本应该精力充沛、体格健壮，可是他却精神不振，而且身体也很消瘦。据小李讲，他是大公司的工程师，也就是传说中的IT男，平时工作压力特别大，加班熬夜简直就是"家常便饭"，整天坐在电脑前面编程序，写代码。

程序软件的问题是解决了，可是自己身体的问题却越来越大。小李跟我说："赵大夫，您看我这白头发，从工作以后就一下子冒出来了，还整天精神不振、头晕目眩的。您看，我该如何调理一下啊？"

肾是生命的动力之源，肾不好，则身体就没有动力。我建议小李除了平时要加强户外运动，还应该注重食疗，每天上班的时候可以冲一杯枸杞菊花茶饮用。冲调的方法很简单，取枸杞子和白菊花放入杯中，加入沸水冲泡15分钟即可。每天晚上，可以直接嚼服枸杞干果，但一定注意不能吃太多，一次几粒足以。

《本草纲目》记载，枸杞根皮"能泻肝肾虚热，能凉血而补正气，治五内邪热，吐血尿血，咳嗽消渴，外治肌热虚汗，上除头风痛，中平胸胁痛，下利大小肠"，具有补肾益精、养肝明目、强壮身体等功效，可以减轻腰腿酸痛等症状，长期服用能够延年益寿。

枸杞子在养肝益肾方面的功效也非常突出，如《本草通玄》记载："枸杞子，补肾益精，水旺则骨强，而消渴、目昏、腰疼膝痛无不愈矣。"《本草经疏》中也说："枸杞子，为肝肾真阴不足，劳乏内热补益之要药。老人阴虚者十之七八，故服食家为益精明目之上品。""肾主水"，肾旺则水旺，水旺则身体健壮，头晕目眩和腰膝酸软无力的症状也会痊愈。

小李听了我的建议后，按照我说的，坚持服用了两个月，原本酸软的腰腿也不疼了，头上的白头发也少了很多，整个人也有了二十几岁大小伙子该有的"精气神儿"。

枸杞子称得上是补肝益肾的"却老子"，可以用来治疗肝肾虚损、精气不足

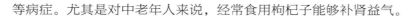

等病症。尤其是对中老年人来说，经常食用枸杞子能够补肾益气。

▼ 枸杞子应如何食用为宜？

枸杞子适于长期食用，但一定要注意一次不能多吃。而且感冒发热、有炎症，或者腹泻的人最好不要吃。特别要注意的是枸杞子含糖量比较高，糖尿病人在食用的时候一定要注意量的问题。

枸杞子的食用方法多样，可以直接嚼食，也可以泡水、泡茶或者泡酒。当然，与桂圆、红枣等煮粥来喝也是不错的补肾益气的选择。与银耳和蜂蜜同煮，还可以做成枸杞银耳羹，秋季食用，不仅滋阴润燥、美容养颜，还能够补肾益气。下面我给大家推荐两款补肾益气的食疗方法：

（一）枸杞炒肉丝

材料：枸杞子100克，猪瘦肉250克，青笋50克，植物油250克，盐、酱油、味精各适量。

做法：1. 将枸杞子浸泡洗净沥干水，将猪瘦肉和青笋切丝备用。

2. 将油锅烧热，加入猪肉丝和青笋丝爆炒至半熟。

3. 再加入已泡好洗净的枸杞子和盐、酱油、味精等佐料，炒至熟透出锅装盘即可。

枸杞子特别适合肾阴虚患者食用，长期食用能够有效缓解头昏耳鸣、腰酸腿软、月经不调、舌红少苔等症状。

（二）冰糖枸杞银耳羹

材料：枸杞子20克、银耳20克、冰糖25克。

做法：1. 银耳洗净泡发，撕成小朵备用；枸杞子洗净，用冷水浸泡。

2. 将银耳放入锅中，加入冷水，大火煮开，小火炖煮半小时。

3. 倒入枸杞子，继续炖煮10分钟，加入冰糖，煮至糖化后，即可。

银耳有滋阴、润肺、生津、益气的功效，特别适于女性朋友食用，冰糖枸杞银耳羹，既能够滋阴润肺，又能够美容养颜，还能够补肝益肾，是滋补的一道食疗佳品。

二、板栗，补肾壮腰的佳品

药王孙思邈在《千金方》中说："板栗，肾之果也，肾病宜食之。"明代名医李时珍在《本草纲目》中则说："板栗可治肾虚，倘腰脚乏力，日食十粒，并以猪腰煮粥助之，久必强健。"

另外，我国民间流传着这样一个古方，是教人用板栗补肾的：把新鲜的板栗放在嘴里细细咀嚼，到满口白浆的状态，然后再一点儿一点儿地慢慢吞咽，每日早晚各一次，每次5颗左右，能够达到很好地预防和治疗肾虚症状的目的。

现代医学也发现，板栗中淀粉含量丰富，而且富含维生素和矿物质，营养价值很高。同时，板栗中不饱和脂肪酸的含量较高，适于患有高血压、冠心病和动脉粥样硬化等心脑血管疾病的人使用。孕妇经常吃板栗更能够强筋壮骨，还能够消除疲劳，有利于骨盆的发育。

▼ 板栗一定要生吃才有食疗效果吗？

有人问我："赵大夫，板栗能补肾我了解了，问题是必须要像古方里讲的那样生吃才有食疗效果么？"答案其实也不是。板栗不仅生食可以补气益肾，炒制和煮制也有和胃健脾、补肾壮腰的功效。

之前有位妈妈，她孩子2岁了，可是体形却比同龄的小孩儿瘦弱，而且感觉也不像其他孩子那样好动，总感觉有气无力的。这位妈妈很着急，来向我寻求良方调理。我就跟她说，你这孩子可能是体虚，你可以把板栗仁煮熟，磨成粉做成糕点给他吃，既能增强他的食欲，还能和胃健脾，对他的体虚症状有很好的食疗效果。

板栗有"干果之王"的称号，它的益处可真不少，除了可以补肾强筋，益气健脾外，还能够止泻止咳，止血消肿。但是，板栗不适宜食用太多，否则容易胃胀气，每天吃七八颗，长期坚持能够起到很好的滋补效果。

下面我就介绍两款板栗的食疗方法：

（一）板栗烧鸡

材料：板栗400克，鸡腿两三个，油、盐、酱油、葱段、姜片、料酒、小葱、白糖各适量。

做法：1. 将去壳的板栗放入锅中煮熟捞出沥干，放入油锅中炒至表面变色后捞出备用；鸡腿切成块。

2. 锅中余油烧热后，放入葱段、姜片爆香，倒入鸡块翻炒。鸡块表面微黄后，倒入料酒、酱油和盐，稍后再加入白糖和板栗。

3. 加入开水，炖煮半小时后，大火收汁，撒入小葱（切成葱花）即可。

板栗烧鸡的做法很简单，但一定要注意，在烧板栗之前，一定要先将它用热水焯煮一段时间，再油炸一下，这样比较容易烧透入味。

（二）板栗焖猪肉

材料：五花肉600克，板栗500克，生粉、酱油、蒜各适量。

做法： 1. 用生粉、酱油腌制五花肉，蒜切片。

2. 将板栗用沸水煮熟捞出，去壳去内皮，洗净备用。

3. 下油热锅，放蒜片，将五花肉放入锅内炒至变色，加入板栗翻炒几下，加水焖熟即可。

板栗焖猪肉以猪肉和板栗为主料，猪肉本身就是补肾益气的佳品，再配合上板栗，使这道菜不仅香糯可口，而且补益性很强。

三、荔枝，益肾养血的果中佳品

说起荔枝，大家首先会想到的就是那句"一骑红尘妃子笑，无人知是荔枝来"，荔枝因为其美味，而深得杨贵妃喜爱。当然，荔枝不仅是美味而已，它还是益肾养血的果中佳品。

说到这里，我不禁想到，之前有位网友在网上咨询我说："大夫，我丈夫最近总是精神不振，还经常脱发掉发，也老跟我抱怨自己腰酸背痛，应该是肾虚造成的。我看网上有说常吃荔枝能够补肾，这不是正好到了吃荔枝的时节了么，想买给他试试，您说荔枝真的能够补肾么？"

中医上对荔枝的评价很高，尤其是在其益肾养血的功效方面，称其为"补肾最强的水果"。荔枝味甘、酸，性温，入心、脾、肝经，是益肾强身、开胃益脾的佳品，有促进食欲之功效。将荔枝树皮以水煎服，代替茶来饮用，可以治疗体虚咳喘症状。

而现代医学上也认为荔枝中含有丰富的维生素，能够促进血液循环，有美容养颜的功效，可以使肌肤更加光滑。同时荔枝还有改善人性功能的功效，经常吃荔枝，可以预防和改善机体贫血的症状，以及因肾虚造成的腰膝酸痛、失眠健忘等症状。

像这位女士的丈夫这种情况，经常食用荔枝可以明显地改善症状。但是由于荔枝性温，用俗话说就是"吃多了容易上火"，因此在食用时一定要注意适量。而且食用荔枝前最好是能用盐水浸泡一下。另外，荔枝不适于阴虚火旺的人食用，比如说伤风感冒或者生疮、长青春痘的人，还有糖尿病患者，都不太适宜食用荔枝。而那些身体虚寒或者胃寒的人则比较适合多吃一些。

荔枝以直接或者连皮浸泡盐水后食用为多，也可以做成美味的佳肴或者甜点来食用。下面我就介绍两种荔枝的烹饪方法：

（一）荔枝水晶球

材料：荔枝1盘，糯米粉100克，白糖15克，芒果1个，热水、冰块各适量。

做法：1. 用热水将白糖化开，加入糯米粉揉成软硬适中的面团；将荔枝去壳去核，放入淡盐水中洗净。

2. 将荔枝沥干水分，把糯米面团分成小份儿用勺子塞进荔枝当中。

3. 入锅蒸至糯米团熟，冷却降温，芒果切块放入。

冷却降温时可以加入少许冰块，使糯米团子更加有弹性。这道甜品色、香、味俱佳，营养价值丰富。

（二）荔枝虾球

材料：虾100克，荔枝1盘，姜、油、盐、鸡精、料酒、水淀粉、高汤、蛋清各适量。

做法：1. 将荔枝去皮去核，在淡盐水中洗净；虾去头留尾，用盐、鸡精、料酒、蛋清上浆，腌制。

2. 将虾身放入荔枝中，做成荔枝虾球，姜切成细碎待用。

3. 锅中倒入油，烧热后将姜爆香，荔枝虾球虾身朝下放入锅中，加入高汤焖煮，至虾身变色，加入盐和水淀粉即可。

荔枝的选择很重要，不要选择汁水太多的荔枝。荔枝虾球不仅味道鲜美，样式新颖，而且还是补肾养血的佳肴。

四、葡萄，强筋补肾的"水晶明珠"

中医典籍中对葡萄的补肾益精效果有很高的评价。《随息居饮食谱》中记载，葡萄能够"补气，滋肾液，益肝阴，强筋骨，止渴"，还有安胎的功效。《滇南本草》中说葡萄能够"大补气血，舒筋活络，泡酒服之，治阴阳脱症，又治盗汗虚证。汁，治咳嗽"。可见，葡萄能够补气血，强筋骨，利小便，是补肾强筋的"水晶明珠"。

▼ 吃葡萄要不要吐葡萄皮？

我相信很多人都有这样的疑问："吃葡萄那么多益处，这葡萄皮和葡萄籽到底要不要吐呢？"

国外的科学家研究发现，葡萄皮中含有丰富的花青素，而这个花青素有抗癌和抗氧化的功效。同时，葡萄籽中的多酚物质在延缓衰老和美容护肤方面也有一定的功效。

可能你会说，直接把皮和籽都吃掉，很涩很难吃。这也是事实，那么我给大家提个建议，不妨将整个葡萄榨成汁来饮用，这样就解决了直接食用的酸涩问题。也可以将葡萄整个晒成葡萄干，味道可口且营养价值高。

葡萄非常适合冠心病、肾炎、水肿、高血压的患者食用，疲劳乏力、肾虚羸弱的人也适合多吃。但是由于葡萄中含有大量的葡萄糖，因此有糖尿病患者和便秘的人不宜多吃。而且阴虚阳盛、津液不足的朋友也不宜食用。

另外，大家需要注意的是，葡萄在种植的过程中一般都会喷洒化学药物，因此在清洗上要认真仔细。可以用少量的面粉混在水中清洗，面粉对葡萄颗粒间的脏东西有很好的吸附作用。葡萄食用方法多种多样，除直接食用外，还可以晒成葡萄干，做成葡萄汁、葡萄酱，酿成葡萄酒等。下面我就介绍一下葡萄汁和洋葱泡葡萄酒的做法。

（一）葡萄汁

材料：葡萄2斤、面粉少量、纯净水适量。

做法：在水里加入少量面粉搅拌均匀，将葡萄放入水中，洗净，拆成一个个葡萄珠，放入原汁机中榨汁即可。如果家中没有原汁机，也可将葡萄放在锅中蒸，然后用勺子将葡萄汁和果肉都压出来，再用滤网过滤，葡萄汁放入杯中即可。

过滤出来的葡萄果肉和葡萄皮还可以做成葡萄酱，只要在锅中小火翻炒下，炒到黏稠就可以了。这样做出来的葡萄汁和葡萄酱酸甜可口，不仅补肾益气，还可以延缓衰老，对女孩子来说更加能够美容养颜。

（二）洋葱泡葡萄酒

材料：洋葱2个、葡萄酒500毫升。

做法：将洋葱洗净、去皮、切块；将切好的洋葱放入玻璃瓶内，加入红葡萄酒；将玻璃瓶密封好，放在阴凉处放置十天左右，然后将洋葱和葡萄酒过滤分开。

现在越来越多人喜爱饮用葡萄酒，如果再配上洋葱，能够起到补肾强筋的功效，一般一天喝50毫升左右即可，年老者可适量减半。

五、樱桃，肾脏排毒的水果王

如今，如果你还认为想要补肾必须吃中药，那就大错特错了，食疗同样可以让你的肾回到年轻。

水果当中，樱桃也是补肾固精的好食材。樱桃与葡萄并列被称为水果中的补肾冠军。你别看樱桃娇小玲珑的，它可是蕴含着大大的营养和能量。樱桃不仅酸甜可口，而且全身都可以入药。中医上认为，樱桃味甘、性温、无毒，能够益气、祛湿，还能够健脾养肾。中医典籍中，南川《常用中草药手册》中有记载，樱桃"清血热，补血补肾，预防喉症"。而《滇南本草》也说樱桃能够治一切虚证，大补元气，同时滋润皮肤。

樱桃营养价值丰富，所含的胡萝卜素、维生素、磷元素等都比苹果和梨等水果高。尤其是铁元素，樱桃中铁元素含量位于百果之首。樱桃对女性来说可谓是"美容之果"，在辅助治疗缺铁性贫血和美容养颜方面有一定的益处。

樱桃性质温热，能够补肾益气，对于由肾虚引起的腰酸腿疼有很好的食疗效果。樱桃鲜果能够益气、祛风、排毒，起到补益肾脏的功效。樱桃全身都是宝，不仅樱桃肉可以补气益肾，樱桃核入药还可以治疗麻疹，能够起到排毒的作用，使麻疹病毒排出体外。

樱桃特别适合于脾胃虚寒、便秘腹泻、肾虚乏力、缺乏食欲、贫血气虚的人食用，但对于阴虚阳盛、热咳或热感冒等症状，以及肾功能不全、少尿的人则不宜多食用。樱桃是一种温补阳性的水果，因此吃多了也很容易上火。

之前网上盛传樱桃里面有虫，虽然最终被辟谣了，但是樱桃的确会受化学农药的污染，因此在食用前，一定要用盐水泡过，再用清水冲洗，尽量洗去表面的农药残留。

樱桃的食用方法有很多，除了直接食用外，樱桃果酱、樱桃汁、樱桃罐头都是不错的选择。另外一些西式糕点也常以樱桃点缀，既好看又美味。下面我就给大家介绍一下樱桃酱和樱桃罐头的制作方法。

（一）樱桃酱

材料：樱桃1千克，砂糖300克，柠檬、麦芽糖、砂糖各适量。

做法：1. 将樱桃去把，清洗干净，用淡盐水浸泡，再用清水冲洗。去核，放砂糖腌制1~2小时，至樱桃出水。

2. 倒入锅中炒制，熬到果酱凝结后放入一大勺麦芽糖。挤入半个柠檬的柠檬汁，装瓶即可。

用麦芽糖的目的是为了增加果酱的黏稠度，而柠檬汁则是为了增加果酱的风味。这样做出来的樱桃果酱酸酸甜甜的，美味可口，又补肾益气。

（二）樱桃罐头

材料：樱桃500克，细砂糖、盐各适量。

做法：1．将樱桃去把，洗净浸泡在淡盐水中，再用清水冲洗，沥干。

2．将樱桃放入锅中，加水，放入细砂糖，大火烧开，转小火煮5分钟，放凉即可。

需要注意的是，樱桃不要煮太长时间，否则樱桃皮就破了，不美观也影响口感。炎炎夏日，将樱桃罐头放到冰箱中冰镇，则食用效果更佳。日常作为零食食用，美味可口，又有一定的营养保健功效。

七、核桃，轻身益气的养肾之宝

人到老年，阳气渐渐衰退，器官功能减弱，肾气不足在所难免。肾气不足会伴随有腰膝酸软、四肢疼痛症状的出现，还可能会造成牙齿松动、脱落。这要从补肾入手，及早预防，食用核桃就是可行的方法之一。核桃又被称为"万岁子"和"长寿果"，营养价值全面而丰富，深受老百姓的喜爱。在中医上也认为，核桃是一个不可多得的"养肾之宝"。

核桃味甘，性温，入肾、肺、大肠经，能够补肾、固精、强腰、温肺定喘、润肠通便。这一点在中医典籍中也有佐证。正如《医学衷中参西录》所说："胡桃，为滋补肝肾、强健筋骨之要药，故善治腰疼腿疼，一切筋骨疼痛。为其能补肾，故能固齿牙，乌须发，治虚劳喘嗽、气不归元、下焦虚寒、小便频数、女子崩带等症。"

这里说的胡桃就是核桃，足见核桃在滋补肝肾和强健筋骨方面的作用。

对男性朋友来说，常吃核桃能够补肾益气、养精强身，还能够提高男性精细胞质量；而对女性朋友则有排毒养颜、补血养气的功效。

核桃是肾阳虚患者的食疗佳品，单独吃、水煮、烧菜都可以起到温补肾阳的功效，特别适合于脾胃虚寒的人食用。核桃也属于温补，不可多吃，上火或者腹泻的人更不宜食用。

核桃的食用方法很多，多直接食用，煮粥煲汤时加入少许，亦是不错的选择。下面我就推荐两种核桃补肾良方，仅供大家参考。

（一）补肾核桃粥

材料：粳米30克、核桃仁30克、莲子15克、山药15克、红糖适量。

做法：1. 将核桃仁捣碎、粳米淘洗、莲子去心、山药去皮切小块备用。

2. 在锅中加入核桃仁、粳米、莲子和山药，并加入适量清水熬煮，最后加入红糖调味即可。

补肾核桃粥能够补气益肾、和胃健脾、壮腰健骨，同时还能够益智补脑，特别适合于肾虚体弱、骨质疏松的朋友日常食用。

（二）核桃瘦肉汤

材料：猪瘦肉400克、核桃肉100克、莲子25克、芡实50克、红枣5颗、盐适量。

做法：1. 将猪瘦肉洗净切块，核桃、莲子、芡实、红枣洗净备用。

2. 将猪瘦肉、核桃肉、莲子、芡实、红枣放入锅中，大火煮沸后，小火慢炖，最后加入适量盐即可。

核桃瘦肉汤是一道补益效果非常好的食膳，特别适于肾虚尿频症状的朋友食用，但是感冒发热者不宜食用。

七、榴莲，活血散寒的补肾水果

作为"世界水果之王"，榴莲虽然传入我国的时间不长，但名声可不小。而它那又香又臭的独特味道，也让人们对它的评价两极分化。喜欢它的人如痴如醉，不喜欢它的人避之如蛇蝎。如果你能接受它的味道，那它是相当不错的补肾水果。

广东人说"一个榴莲三只鸡"，这话并不夸张。现代营养学认为，榴莲的营养价值非常高，果肉含有极高的糖分、蛋白质、淀粉、脂肪、维生素A、B族维生素、维生素C、钙、钾等，可以提高人体免疫力，抑癌抗癌。

而中医认为，经常吃榴莲可以强身健体，健脾补气，补肾壮阳，暖和身体。《本草纲目》中说"榴莲可供药用，味甘温，无毒，主治暴痢和心腹冷气"，它可以用于精血亏虚导致的须发早白、衰老、风热、黄疸、疥癣、皮肤瘙痒等各种症状。

另外，由于榴莲性热，它还可以活血散寒，缓解痛经，特别适合受痛经困扰的女性食用。而且，女性如果有手脚冰凉、宫寒的症状，也可以吃点榴莲，因为它能改善腹部寒凉的症状，可以促使体温上升，是寒性体质者的理想补品。

▼ 榴莲虽好，一次也不能多吃

虽然榴莲特别适合寒性体质的人食用，但它是热性水果，一次不能多吃。而且它营养非常丰富，肠胃无法完全吸收时，就会上火。在泰国，就有人因为自身有某些疾病，又一次性吃了太多榴莲导致猝死。所以泰国卫生部劝告公众，一天不要食用超过两瓣榴莲，我们也可以参考这个建议。

如果你因为贪嘴，一次吃了太多榴莲，有可能导致痰热内盛，呼吸困难，这时候可以马上吃几个山竹化解，因为只有"水果王后"才能降服"水果之王"，山竹作为"水果之后"，是至寒之物，正可以克制榴莲之热。也可以喝点海带绿豆汤，或者夏枯草汤。当然，这只是权宜之计，不建议大家经常这样吃。

这里给大家介绍两种用榴莲制作的美食：

（一）榴莲炖鸡

材料：榴莲50克，鸡1只，姜片10克，核桃仁、红枣各50克、盐、味精各少量。

做法： 1. 先将鸡清理干净并去皮，放入开水中，稍煮一下，斩大块。

2. 核桃仁用水浸泡，去油味；红枣洗净去核；榴莲去嫩皮，留下大块的外皮，取果肉，把外皮切小。

3. 把鸡块、核桃仁、枣、榴莲皮与榴莲肉一同放入锅内烧开的水中，加入姜片，用大火烧开后，改用小火煲3小时，加入精盐、少量味精调味即可。

此汤具补血益气、滋润养阴等功效，适合不同体质的人饮用，秋冬吃最适宜。

（二）榴莲布丁

材料：牛奶一盒约230毫升、鸡蛋2个、榴莲果肉100克、细砂糖65克。

做法：1. 料理杯中加入30克细砂糖、牛奶、鸡蛋、榴莲果肉，启动料理机，搅打2~3分钟，成细腻糊状。

2. 将布丁液过滤两遍，过滤后静置10分钟。

3. 小奶锅中加入细砂糖35克、清水10克，中火煮开，继续中火，煮至砂糖溶化，呈浅琥珀色时关火，余热会继续加热至焦糖色。

4. 将焦糖趁热倒入模具，稍凉凝固后，舀入布丁糊至九分满，放入深烤盘，静置30分钟后，加热水至模具一半的高度，放入预热好170摄氏度的烤箱水浴法烤30分钟，至布丁液完全凝固，取出放凉后放入冰箱冷藏3小时后即可。

这道甜品备受女孩子喜欢，尤其适宜体质偏寒的女性食用。病后及女性产后，可以用它来补养身体。不过榴莲含有的热量及糖分较高，因此身材较为肥胖的人不宜多食。

对肾不利的食物有哪些?

我们的肾脏非常的娇嫩，对很多食物都很敏感，在饮食上一定要引起注意。

吃不对，肾就会出问题。对本身就有肾病的患者更是如此，肾脏病人的饮食直接影响他们的康复情况，甚至与病死率也有一定的关系。因此，在饮食上一定要注意，对肾不利的食材要尽量避免。

一、芥蓝，肾虚阳痿与气血亏者不宜多食

近年来，大家越来越注重健康，饮食上也更偏向绿叶蔬菜。如今饭店里点菜，油腻的肉菜少了，而清爽的蔬菜多了。相应的，喜欢吃芥蓝的人也越来越多。用沸水焯熟后凉拌，或者与牛肉等炒食都是不错的选择。

如今在饭店的餐桌上，多会看到白灼芥蓝这道菜，不仅柔嫩鲜脆，而且清甜味美，嚼起来爽而不硬，深受大家的喜爱。虽然芥蓝美味鲜脆，又满足了现

代人"追求健康生活，多食绿色蔬菜"的需求，但是由于芥蓝性寒凉，耗气损血，因此气虚血亏的朋友不能经常食用。

中医上认为，芥蓝"味甘、辛，性寒凉"，具备利水化痰、解毒祛风、除邪热、解劳乏、清心明目等功效。现代医学也证明，芥蓝中含有丰富的维生素和矿物质，而且纤维素含量也较高，能够促进胃肠蠕动。可能大家对芥蓝有一个印象就是"有点儿苦"，这都是其中含有的有机碱造成的，这个成分能够刺激人的味觉神经，增进食欲。另外还有一种苦味成分就是"金鸡纳霜"，它能起到清热解暑的作用。

我之前有个病人，多年饱受肾虚肾亏之症折磨，来我这儿调治。交谈中，他跟我说："大夫，我平时很注重饮食的，很少吃油腻的东西，最爱的就是白灼芥蓝，几乎每天都吃。我经常叫我爱人做给我吃，味道清淡爽脆，关键是营养价值还很丰富啊。"听了他的话，我跟他说："这芥蓝虽好，你却不适宜多吃。"

他听后很不服气，跟我据理力争："大夫，我做过功课的，人家都说芥蓝很有营养，它里面的胡萝卜素和维生素都很丰富。它还含有一种抗癌成分吧，说是迄今为止医学上发现的蔬菜中最强有力的抗癌成分。都说经常吃芥蓝能降血脂、软化血管，减少心脑血管疾病发生的概率。"

我对他说："你只知其一不知其二，芥蓝是营养价值丰富，但对你的肾虚不利。你本身就是肾虚，表现出来的是气虚血亏之症。而中医上又认为，芥蓝能够耗气损血；还有研究说芥蓝有抑制性激素分泌的作用，所以你这种症状不适宜多吃，尤其不能每天吃。"

芥蓝营养价值丰富，而且味道鲜美。如果你是咳嗽气喘、痰多喉痛，那么多食用芥蓝能够起到解毒利咽、顺气化痰的功效，对症状缓解有好处。但是由于它"味甘、辛，性寒凉，耗气损血"，故肾虚阳痿以及气虚血亏者不宜多食。

二、芹菜，过多食用可能影响精子形成

芹菜是老百姓餐桌上非常常见的蔬菜。无论是凉拌，还是与肉或者鸡蛋等食材一同炒制，都是一道清淡美食。不仅吃起来清脆爽口，而且还有一定的保健效果。

古人常把芹菜比作"药芹"，说它能够平肝清热、祛风利湿。中医上也认为，芹菜味甘苦，性质寒凉，无毒，归肺、胃、肝三经。中医古籍上记载芹菜功效甚多，能够"除烦消肿、凉血止血、解毒宣肺、健胃利血、清肠利便、润肺止咳、降低血压、健脑镇静"。

芹菜中含有一种酸性的降压成分，对高血压患者非常有利。而且芹菜中含有丰富的纤维素，能够促进胃肠蠕动，加快食物消化吸收和排泄，能够起到抗癌防癌的作用。

芹菜丰富的铁含量是缺铁性贫血患者的福音，能够使食用者皮肤光亮、脸色红润、头发黑亮。对女性朋友来说，芹菜是一种排毒养颜、减肥瘦身的良方。芹菜中还含有一种碱性物质，能够起到助眠、安神的功效。

在网上，有一位网友咨询我说："大夫，我和太太都是独生子女，最近在积极地准备生第二胎。但是我家里的老人说不能吃芹菜，是这样的么？芹菜不是营养价值挺丰富的么，为什么不能吃呢？"

的确，芹菜并不适合任何人吃。芹菜中含有一种能够抑制睾丸酮生成的物质，有杀精的作用，会造成精子数量减少。

即使是一位身体健康、生育能力旺盛的年轻男子，如果让他连续多日大量地食用芹菜，也会对他的精子数量和精子质量造成明显的影响，甚至会造成难以受孕的状况。因此，有"造人计划"的朋友，最好还是少食用芹菜。

不仅如此，芹菜性质寒凉，对肠道还会产生润滑作用，因此如果是脾胃虚寒、肾虚气弱的朋友不适宜食用。有腹泻症状的朋友，也要谨慎食用。芹菜有降血压的作用，本身血压就较低的朋友，更要谨慎食用，以免加重病情。

三、竹笋，肾阳虚者应该慎用

中国人食用竹笋已经有3000多年的历史了，以我国南方食用较多，在中国被称为"菜中珍品"。竹笋味道鲜美，无论是清炒，还是凉拌，或是煲汤，都鲜嫩清香。竹笋一年四季都有，但是以春笋和冬笋味道最好。

中医上认为竹笋味甘、性微寒，归入胃和肺经，能够滋阴凉血、清热化痰、利尿通便、养肝明目。对于缺乏食欲、胃口不开的朋友，食用竹笋可以健胃消食、爽胃开胃。而且其中含有丰富的纤维素，能够通便润肠，治疗便秘之症。

竹笋是一种低脂、低糖的食物，对高血压、高血脂、高血糖的"三高"病人有一定的食疗效果，而且对消化道癌症有一定的预防作用。除此之外，竹笋还有助于增强机体的免疫功能，提高人体抗病能力。古法常以鲜笋煮熟切片，配以姜、油等拌食来治疗热痰咳嗽之症，也有以鲜笋煮粥来治疗大肠有热、便秘难痛的症状。

虽然说竹笋营养价值和药用价值丰富，但是在古书典籍《笋谱》中有记载："笋虽甘美，而滑利大肠，无益于脾。"也就是说，笋并非补益之物，不会起到健脾养肾的补益效果，肾阳亏虚的患者应该谨慎食用。

竹笋中的纤维素能够润肠通便，能起到很好的减肥作用，特别适合肥胖者和习惯性便秘的人。但也正因为如此，它也不太适合有胃溃疡、胃出血症状，以及肾炎、肠炎、尿路结石等症状的患者食用。

特别要提醒大家注意一下，有很多人会对竹笋过敏，因此在食用前一定要确定自己是否是竹笋过敏体质，以减少其对身体带来的伤害。

四、鱼翅，并不是你想象中的大补

鱼翅，是一种非常名贵的海中珍品，取自鲨鱼鳍当中的细丝状软骨。

首先，我要告诉大家的是，鱼翅并没有我们想象中那样高端、大气、上档次。虽然说鱼翅价格昂贵，可是它的营养价值却没有那么高。

鱼翅中大部分都是由蛋白质组成的，含有一定的脂肪、糖类和矿物质。现代医学研究表明，鱼翅中的蛋白质的营养价值还不如一枚小小的鸡蛋。鱼翅中的蛋白质是不完全蛋白，它缺少一种人体必需的氨基酸——色氨酸，而鸡蛋中的氨基酸种类却丰富而全面。

中医上认为，鱼翅性平，味甘咸，能够益气、开胃、补虚。也就是说鱼翅还是有一定的药用价值的，能够壮腰腿，补五脏。现代医学研究也证明，鱼翅中含有降血脂、抗动脉粥样硬化的成分，对心脑血管疾病的患者有一定的益处。

▼ 如何挑选鱼翅？

如今市场上假冒的鱼翅也很多，大家在选择上一定要擦亮眼睛。优质的鱼翅大多味金黄色，表面没有肉膜、没有虫蛀，鱼翅大而且比较厚，在灯光下照射，可以看到翅尖粗壮而且密集。

除了假鱼翅需要大家提高警惕外，如今随着工业化的发展，环境污染越来越严重，海洋污染更是在所难免。海洋生态的规律就是"大鱼吃小鱼，小鱼吃虾米，虾米吃浮游，浮游吃海藻"。于是工业重金属污染从海藻开始一级一级地富集。

鲨鱼作为海洋生物中最凶猛的生物，处在海洋食物链的最顶端，平时就是以吃其他鱼为生，因此富集了大量的铅、汞等重金属。

而重金属摄入人体后，会不断沉积，肾脏需要负责通过排毒，将它们排出体外。但是重金属并不是肾脏想要排出就能排出的，长期积累就会增加肾脏负担，损害肾脏健康。

不仅如此，据统计，如今海洋中鲨鱼的种类和数量都明显减少，海洋生态环境遭到破坏。正所谓，没有买卖就没有杀戮，为了养护我们的肾脏，为了我们的身体健康，也为了海洋生态环境的稳定，都不应该过多地食用鱼翅。

五、菱角，性功能障碍者慎用

菱角是一种药用价值很高的食物，可以煮熟后，剥皮食用，也可以煮粥食用。

中医上认为，菱角味甘涩、性寒凉，具有健脾益气的效果，能够强健身体。同时菱角肉中含有一种有效成分对癌细胞的变性和增殖有一定的抑制作用，能够有助于防治乳腺癌、食管癌、子宫颈癌等癌症。中医上有个方子，就是生菱角加水文火熬制成浓褐色汤服用，一日三次，可以防癌抗癌。

据《本草纲目》记载："菱角能够补脾胃，强股膝，健力益气，菱粉粥有益胃肠，可解内热，老年人常食有益。"足见菱角被称为"养生之果"也不足为过，是秋季进补的佳品。

菱角是凉性的食物，能够促进我们的肠胃消毒清热。中医上认为，经常食用菱角能够安中补五脏，不饥轻身。所谓不饥就是因为菱角中淀粉含量很高，能够增加果腹感；所谓轻身，就是它具有减肥功效。

有一回我去外地做讲座，现场有位听众向我提问说："赵大夫，菱角既然是'养生之果'，有各种好处，既能减肥又能抗癌，为什么您还说经常吃菱角对性功能障碍者不利呢？"

这位观众的问题很好，中医上认为，菱角属于不利于性功能的食品。由于菱角性质寒凉，因此中医上认为它会伤精气、伤阳道、衰精冷肾。我们的肾喜性平和性温的食物，这种过于寒凉的食物食用过多，都会对我们的肾脏造成损害。而肾脏的好坏直接决定着性功能的强弱，因此有性功能障碍的患者应该谨慎食用。

在中医古方中，甚至有用菱角平息男女之欲火的。中医典籍《食疗本草》中记载："凡水中之果，此物最发冷气，人冷藏，损阳，令玉茎消衰。"

有研究表明，正常男性长期大量地食用菱角，也会对其性功能有一定的损害，更别说是本身就深受性功能障碍症状困扰的患者。如果是喜欢菱角的口感，不妨适量地食用一些板栗，既温补养神，又补肾壮腰，而且营养价值和口感也都不逊于菱角。

理论上，菱角适合一般人食用，但是一定要记得尽量不要生吃，因为菱角生活在水中，微生物众多，生吃易造成寄生虫感染。另外，食用时一定要记住不能过量，过量食用易造成腹泻。

六、内脏，过多食用则伤身

我有个朋友老高，身体底子挺好，但有一个嗜好，就是特别爱吃动物内脏，动物的心、肝、脾、肺、肾，他通通爱吃，而且无论是鸡的、猪的、牛的、羊的，他也是来者不拒。跟他下馆子吃饭，他就特爱点这些动物内脏。就连平时到菜市场和超市，只要有这些动物内脏，他也会买来吃。

我都劝他好几次了，就是听不进去。连他自己都说"这些内脏就像鸦片一样，怎么戒都戒不掉"。

直到有一次，他来医院找我看病，我很诧异地问："哪阵风把您给吹来了？"他一脸痛苦地说："老兄啊，我这最近不知道怎么了，总是身体乏力，使不上劲儿，这腰还老疼。"我给他诊断了一下，发现是慢性肾炎。

他懊悔地跟我说："都怪我当初没听你的，总是吃那些动物内脏。唉！"我跟他说，现在注意还不晚，以后别再去吃那些动物内脏啦。不管是下馆子还是自己在家煮饭，都不要再吃动物内脏类的食物了，尤其是动物肝脏。

从医学的角度来说，动物内脏是有一定的补益作用的。譬如说动物内脏中含有丰富的铁和维生素，能够补充人体所需的营养素。而且中医学上也认为，猪心对失眠、心慌者有一定的功效，而猪肺能够治疗肺虚咳嗽症状，牛羊胃对脾胃虚弱、气血不足者有较好的食疗功效。

但是吃多了，尤其是像我的朋友老高那样一点儿都不节制，基本天天吃、顿顿吃，产生的那点儿益处，与这些动物内脏对身体产生的损害相比，简直是微乎其微。

为什么我敢如此肯定呢？大家要知道的是，如今动物饲养用的饲料，一些动物并不能正常代谢，都积累到了内脏，尤其是肝脏当中。这些废物当中，就包括一些农药和重金属等有害物质。人们食用之后，这些农药和重金属元素就会随着这些动物内脏，进入到人体内，增加肾脏的排泄负担，从而影响肾脏健康。

除了农药和重金属等有害物质的污染，还有就是这些动物内脏大多胆固醇含量较高，对于本身血脂就高的朋友来说，简直就是疾病的催化剂。即使是健康的人，吃太多对身体也是极为不利的，很容易引起高血脂、动脉硬化等心脑血管疾病。

我记得当时我劝老高不要吃动物内脏时，他反驳我的观点是"猪肝是最物美价廉的补铁食品"。其实不是的，如果说是以前的确是这样的，如今人们生活水平提高了，肉、蛋、奶等食材也丰富了，通过吃动物的肉、蛋、奶完全可以满足营养需要，没有必要去吃动物内脏。

当然，动物内脏与动物肌肉、蛋和奶相比，也有其独特的风味和一定的营养价值，因此少量食用，为了"解馋"还可以，但是如果吃得太多了，对身体真的就是弊大于利了，尤其是对肾脏的损害最大。内脏富含磷，属于嘌呤食品，对于慢性肾炎、肾衰以及高尿酸血症痛风患者，尤其不宜食用。因此，各位朋友一定要注意。

七、浓茶，影响肾脏健康

茶被誉为"最理想的饮料"，中国人也喜欢喝茶。茶叶中含有很多对人体有益的成分，例如茶多酚等。经常喝茶能够帮助我们预防很多疾病。但是喝茶一定要注意"浓淡"。古人常说"饮茶宜淡""淡茶温饮最养人"。可见，饮茶一定要淡。喝得太浓了，我们的身体，尤其是肾脏可就该受不住了。

所谓浓茶就是茶叶放得太多，而且口味过于苦涩的茶。浓茶基本有一个共同特点，就是颜色很浓有点儿浑浊的感觉，等茶凉了之后，会在上面飘一层茶油。

有很多朋友喜欢喝浓茶，尤其是老年人，认为茶淡了就没有茶的味道了，特别爱浓茶苦涩的味道。由于普遍认为茶具有提神养气的功效，所以很多工作任务繁重的白领，不爱喝咖啡的，都喜欢泡一壶浓茶来提神，提高工作效率。我还见过有的朋友喝酒喝多了，说要用浓茶来醒酒的。

这些做法都是大错特错的。经常喝浓茶会严重影响人体健康，尤其是影响肾脏健康。

▼ 浓茶能解酒吗？

浓茶解酒是大家普遍的一个误区。酒后饮用浓茶不仅不会起到解酒、防醉的效果，相反的，还会对人体造成严重的伤害，其效果相当于"雪上加霜""火上浇油"。

大量饮酒后，酒精来不及分解就会随着茶水进入到肾脏当中，对肾脏产生损害。对于饮酒的人，不妨多吃一点儿水果，多喝一些白开水，来冲淡血液中的酒精浓度，加速酒精的代谢和排泄。

▼ 老年人为什么爱喝浓茶？

人随着年纪的增加，一些器官会慢慢衰退，舌苔上的味觉感受器也不例外，因此觉得淡茶无味，偏好浓茶也可以理解。但是浓茶会造成心慌、胸闷、尿频、尿急等症状，对老年人的心脏会产生很大的负担，对原本已经慢慢衰退的肾脏更是"伤口上撒盐"。

很多老年人本身就易患有心脑血管疾病，经常喝浓茶只会让他们的病症更加严重。现代医学研究还表明，经常饮浓茶会加快骨质疏松。

对老年人来说，喝茶的浓度越高，则面临骨折的可能性越大。老年人在饮茶时一定要注意"饮茶宜淡"的原则，为了自己的身体健康，不要喝太浓的茶。而且还要注意的是，茶不要反复冲泡过多次，一般每杯茶冲泡三次就差不多了。

▼ 白领喝浓茶提神对吗？

白领们多喜欢喝浓茶提神，这也是白领中普遍存在的问题。喝浓茶会加速体内水液的排泄，加重肾脏负担。而且茶叶中的鞣酸还会造成便秘，不利于体内毒素的排除，同样会对肾脏造成损伤。

白领们不妨日常饮用淡茶，多吃些水果补充能量，或者适当地运动一下，亦能起到提神的作用，提高工作效率。

第三章

CHAPTER 3

·护肾要会按摩·
找对穴位激活你的肾经

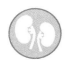

激活肾经的穴位

肾虽然是人的先天之本，但也需要后天的保养和爱护。人一旦步入中年，先天之本就会渐渐不足，肾水不济是迟早的事情。这时，我们可以充分利用肾经上的一些重要穴位，比如说涌泉穴、太溪穴、照海穴、然谷穴和水泉穴等，经常按摩这些穴位，能起到扶植肾元益肾强身的功效，每天只需要动动手就可以做到。

一、按摩涌泉穴，维护人体的生命活动

肾经上有一个十分重要的穴位，就是涌泉穴。"涌泉"，就是水如泉涌，永不停息之意，就像我们的生命活动一样。实际上，它确实与人体的生命活动息息相关。我们都知道水有浇灌、滋润的作用，那么，"涌泉穴"对人体来讲，作用又是什么呢？

涌泉穴是肾经井穴，那么什么是井穴呢？大家都知道，人体有十二大经脉，

有的位于体表，有的则藏在体内，就像水有的流在地表，而有的则深藏地下，成为地下暗河一样。而地表水和地下水都同处于一个水循环系统，它们之间必然会有相通的井口来进行水流的交换。

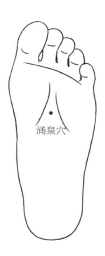

涌泉穴

同样，在体表经脉和体内经脉的交汇处，也会有这样的井口，进行气血的交换，而这就是井穴。井穴的主要作用就是沟通人体表里经，促进人体气血循环，维持人体正常的生命活动。而涌泉穴作为人体的众多井穴之一，它对维持人的正常生命活动的作用也是巨大的。

中医讲"肾主水"，这个"主"有疏导、管理的意思。人体水液代谢失利就与肾功能有关。比如说，有的人什么也没干，可总是汗流不停；有的人则在大冷天的晚上，睡觉时不自觉地出汗，这就盗汗；有的人则刚好相反，大热天大家都热得汗流浃背，他却滴汗未出……这都是肾功能不好的表现。也就是说，人体非正常的出汗或不出汗，都是水液代谢失利的表现。

水液代谢不利，就像池塘里的水一样，只进不出，久而久之，就会积成死水潭。而水缺少流动，就会成为各种霉菌、恶虫的滋生场所。

人体也是一样，如果肾功能不好，一个最常见的症状就是身体部位肿痛，比如说，腰痛、腹胀、腹急痛等。这些症状通常都可以通过按摩涌泉穴得到缓解和治疗。

因为水肿就是水液积在那儿不动而导致水不归经的表现，而涌泉穴作为肾经井穴有让体表水液回流体内的作用。将这个关口打通了，就能为体表积液开辟去路，死水自然就变成活水了，酸麻肿痛的症状自然就消失了。

涌泉穴还有一个重要作用就是"延年益寿"。正如俗话说的："若要老人安，涌泉常温暖。""人老腿先老，治病先治脚。"中老年人，如果经常"侍候"这个穴位，不仅能有效防治腰腿酸软、耳聋耳鸣、失眠多梦、神经衰弱、头晕头痛、高血压，以及大便秘结等疾病，还可以达到强身健体、延年益寿的功效。

▼ 如何简单快速找准涌泉穴？

在临床治疗与肾功能有关的疾病时，我都会教患者找准涌穴泉的位置，掌握涌泉穴的按摩手法，让他们回家后多加按摩以增强治疗效果。许多患者学会之后，都这样感叹："赵大夫，原来我觉得穴位按摩是一件特别麻烦的事，找不准穴位，自己一通瞎按，还担心按出什么毛病来！你这么一说，我觉得穴位按摩其实很简单，关键是要找准穴位。"

涌泉穴很好找，它位于我们脚掌底部的前三分之一处，只要将脚趾弯曲，拿手摸摸脚掌前部，会发现有一个凹陷处，这就是涌泉穴了。涌泉穴的保健手法主要是按摩，大家可以每天用手指按压这个穴位7~8分钟；也可以用两根手指摩擦这个地方，一直摩擦到发热为止；或者用手掌来回搓摩涌泉穴及整个脚底部5~6分钟，以感觉到发热发烫为度，搓完了再用大拇指点按涌泉穴40~50下，以感到酸痛为度。

在这里，我建议肾功能不太好的朋友们经常按按此穴，可以增强肾功能，缓解腰腿酸痛；身体无碍的朋友也可以将此穴作为日常保健穴位，既能祛病除痛、强身健体，还能延年益寿，何乐而不为呢？

二、按摩照海穴，滋肾清热、降火妙穴

不止一个人问我："赵大夫，您说有没有什么好办法，既能补肾阳又能滋养肾

阴呢？"我的答案是："有啊，按摩照海穴，肾阳、肾阴都能补，而且还清热去火。"

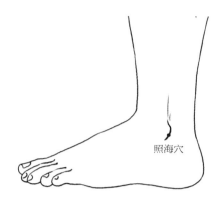

照海穴

照海穴在哪呢？其实照海穴和太溪穴一样，都位于脚内侧，只不过太溪穴在脚内踝骨后面的凹陷处，而照海穴则是在内踝骨下面的凹陷处。在临床上，我常用此穴用来治疗咽喉肿痛、尿道炎、肾炎、神经衰弱、癫痫、月经不调、功能性子宫出血等病症。

有一天早上，我经常做节目的电台主持人给我打电话，她说自己上火了，嗓子肿了而且很疼，还总是咳嗽，问我有没有特效的办法，因为下午她要录个很重要的节目，怕自己撑不下来。我询问了她的一些情况，然后我建议她按摩照海穴。她不知道照海穴在哪，我在电话里告诉她如何取穴，并叮嘱她按摩到嘴里有津液出现时为止，并把津液咽下去。

挂了电话，她按照我说的方法试着按摩，稍后，她打电话告诉我："赵大夫，您这招儿真管用，嗓子真没那么疼了，接下来我该做点什么呢？"我笑着说："接下来，你要多喝水少说话，每隔一个小时按摩一次，先把下午的节目盯下来吧。"她说："应该没问题，等我彻底好了，我请您吃大餐！"

说实话，作为一名中医大夫，我并不指望患者病好后，请我喝茶、吃饭，因为这是我的职责所在。我只要得知他们的病痛已经解除了，就心满意足了。所以，我委婉地拒绝了她，并告诉她，以后每次长时间说话后，如果嗓子有不舒服的苗头出现，都可以用这个办法来缓解。

▼ 为什么照海穴如此神奇呢？

当我们感觉嗓子干痛、声音嘶哑或者胸口发闷不舒服时，揉按这个穴位，可以有效地激发肾精气，令水液上行。此时，虚火由于得到肾水的滋润而下行，嗓子干痛的症状自然就"水到病除"了。

孙思邈在《千金药方》中称照海穴为肾之"漏穴"，意思是说，如果这个穴位出现问题，人的肾气就会从这个穴位漏掉，会造成肾阴亏虚，从而引起虚火上升。

除了治疗嗓子干痛，在临床上，照海穴还常被用来治疗失眠。偶尔一两次因为生气、兴奋、有心事等特殊原因而失眠，不能算真正的失眠，这种情况不必太担心。

但是，如果是长期的、反复的睡眠质量不好，并且还伴有多种不适症状出现，比如说头痛、头晕、注意力不集中、身体没劲儿、老忘东忘西等，有的严重的还会出现情绪烦躁和抑郁等症状。这些症状如果持续半个月以上，就可以诊断为失眠。

每天来我这儿的失眠患者有很多，每次我都会建议他们睡前多按摩几分钟照海穴，不仅能滋阴降火，还可补肾益气，只要坚持一段时间，效果都比较理想。

三、按摩水泉穴，人体的"利水大药"

水泉穴，光从字面上来看，这个穴位八成与"水"在关。事实上，人体内也的确有"水"，就是人体内位于不同经络上的八个名称带"泉"的穴位，它们分别是水泉、上廉泉、廉泉、极泉、曲泉、阴陵泉、阳陵泉、涌泉穴。这些穴位都有一个相同的作用，那就是维护人体气血、津液和阴阳平衡。

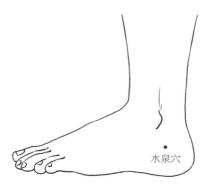

水泉穴

水泉穴属于肾经上的郄穴，有调补肝肾的作用。《针灸甲乙经》中说："水泉，足少阴部，去太溪下一寸，在足内踝下，刺入四分，灸五壮。"这个穴位位于我们足内侧脚踝后下方太溪穴下面约1寸，与骨结节的内侧凹陷处。这个穴位是经气浅出体表的部位，不仅经气旺盛，还容易"得气"，所以，在这个穴位施以点穴和按摩手法，防病、治病效果都很显著。

水泉穴与"水"的关系尤为密切，人体一切与水液代谢失常有关的病症，都可以通过它来得到改善和治疗。比如，女性经期痛经、月经不调，男性膀胱炎、前列腺炎等，都可以请这位"水利专家"来瞧一瞧。

▼ 痛经的女性不妨试试

对于许多女性朋友来讲，痛经就像是挥之不去的梦魇，每个月总会在固定的日子出现，让人深恶痛绝。有些女性朋友因为忍受不了疼痛的折磨，会自备一些缓解痛经的药物，疼痛出现时就吃几片药，当时感觉不那么痛了，可到了下个月，疼痛依旧。也有些女性朋友即便服用这些药物，也毫无效果，而来找我诊治。

印象比较深的是，一位20多岁的女孩子来看病，她告诉我："赵大夫，我每次来月经，肚子总是痛得不行，药也吃了不少，可都不管用。"

我给她把了把脉，然后让她张开嘴，看看舌苔，发现她脉弦细，舌质紫黯，苔薄白，然后再仔细询问了她一些痛经时的症状。她说："我每次痛经时，还会感觉到恶心、呕吐，胃口也不好，吃不下饭，而且总是莫名其妙地想发脾气，肚子还胀痛得厉害，月经量也很少。"

"那你每次都吃什么药呢？"我问她。

"乌鸡白凤丸，我看电视上天天打广告，说这个药可以缓解痛经。我的朋友也有痛经的毛病，她说吃了管用，可我吃着效果并不好。"

我告诉她，痛经的类型有很多种，有的属于气血虚弱型，有的属于肝肾不足型，有的属于气滞血淤型，还有的则属于湿热下注型，等等。乌鸡白凤丸确实是一味好药，气血虚弱型和肝肾不足型的痛经患者吃着确实可以缓解疼痛，但你的情况属于气滞血瘀型，吃乌鸡白凤丸效果不会太好。所以，这种药以后就不要吃了。

"不吃药，那我该怎么办呀？"她一听焦急地问。

"我教你一个办法，保准比吃药效果好。你只要在每次痛经的时候，屈膝坐下，找到脚内踝后下方，骨结节内侧处的一个小坑，这个地方有一个穴位，叫水泉穴。你也可以先找到太溪穴，与太溪穴在同一条直线的下方一寸处，即是此穴。按摩的时候，用大拇指指腹推按此穴，然后再顺时针方向按揉，按摩时以时现酸、麻、胀感为度。每次按摩5～10分钟后，痛经的症状很快就能消失。"

结果，她按照我说的办法试试，果然很快就不痛了。

很多人或许会不相信：按摩一个小小的穴位，难道会比吃药还管用？

这是因为水泉穴是郄穴，有活血通经的功效，尤其是止痛的效果十分神奇。所以，我建议痛经的女性朋友们不妨试试。

水泉穴，并不是女性们的专用穴，男性也可以利用这个穴位治疗一些病症，比如说下身水肿、小便不利、足跟痛等，都可以通过按揉水泉穴得到改善。

除此之外，水泉穴还常与其他穴位搭配使用来治疗一些疾病，比如说水泉穴配血海穴、气海穴、肾俞穴、三阴交穴可以有效缓解肾绞痛和肾结石；水泉穴配水道穴和中极穴可改善肾气亏虚。大家在按摩时一定要根据病症，灵活地加以运用。

四、按摩然谷穴，调理糖尿病

现在，大家的生活质量越来越高了，可是患糖尿病的人却越来越多。很多患者为了控制血糖，不得不大把大把地吃药。而且更让他们痛苦的是，很多东西都不能吃，一吃血糖立马就上去了，药就白吃了。很多时候，看着他们眼馋的样子，真让人不忍心。实际上，限制饮食和长期吃药并不见得是最好的办法，在这里，我给大家推荐一个辅助治疗糖尿病的穴位——然谷穴。

这个穴位不难找，用手摸一下脚内踝骨，往前斜方2厘米的地方会有个高骨头，这个高骨头下缘就是然谷穴了。然谷穴是肾经上的荥穴，《难经》中说它"荥主身热"，意思是说荥穴主治全身之热症。如果是因为肾阴虚所致的心火过旺，可以通过按揉然谷穴得到缓解。

记得有一位不到50岁的女性患者，来我这儿之前在上海一家大医院被查出患有糖尿病，空腹血糖为16，尿糖3个+，医生建议她打胰岛素。她不愿意天天吃药、打针，于是决定试试中医疗法。

她问我："赵大夫，像我这情况能不能不打针也能把血糖降下来呢？"我说：

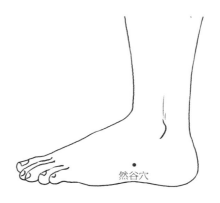

然谷穴

"有啊，就怕你坚持不下来。""只要能把血糖降下来，不管时间多长，我一定能坚持下来！"于是，我给她开了点降血糖的中药，并教给她每天睡觉前按摩然谷穴配合治疗。

三个月后，我再次给她测血糖，发现她空腹静脉血糖降到了6.2，已经属于正常范围了。我告诉她，中药可以停了，很多原来不宜吃的东西，比如说西瓜、香蕉、糖、坚果、冰淇淋、蛋糕、豆浆、米粉、面条、猪脚等，都可以适当地吃些了。不过穴位按摩要接着做，有助于进一步稳定血糖，还能补肾益气，一举两得。

一年后，她介绍朋友来我这看糖尿病，告诉我说她一直在照着我教的方法做，所以血糖一直很稳定，再没上去过，而且也没再刻意忌口。这不，她一看中医治疗方法这么有效，就推荐朋友也来看看了。

有人可能会不相信，说："我吃了那么多年药，都没办法治好这个糖尿病，这么一个小小的穴位就能治好？"当然不是，糖尿病的病因很复杂，目前世界上还没有能够彻底治疗的方法。不管是打针也好，吃药也好，还是按摩、针灸也好，都只能起到减轻症状、控制血糖的效果。不过，穴位按摩相对于其他几种治疗方法而言，副作用更小、更安全，不管哪种原因引起的糖尿病都适用。

在临床上，用来治疗糖尿病的穴位有很多，我说了大家并不一定能记住，反而被弄得一头雾水，不知从何做起。在这里，大家可以挑其中最重要也是最常用的穴位——然谷穴，开始学习并长期坚持按摩，这对缓解和控制糖尿病引发的不适症状将十分有帮助。

我们都知道，糖尿病患者都有一个相同的症状，就是口干舌燥，总想喝水，喝多少水也不解渴，而且晚上睡觉总是心烦意乱，翻来覆去也睡不着，这些都是肾阴虚导致的心火过旺而引起的症状。

在这种情况下，多按按然谷穴，可以用肾水把心火降下来，不一会儿就会感觉嘴里有了好多唾液，也不那么口渴、心烦了，自然也能睡个踏实觉了。

糖尿病还有一个典型的症状就是频繁上厕所，有时甚至还会出现遗尿、遗精、小便短赤等现象。这种情况常按按然谷穴再配合药物治疗，也会有很好的效果。

▼ 如何按摩然谷穴效果好？

由于然谷穴所在的位置精气藏得比较深，所以我们在按这个穴位时，一定要适当加大力度，当感觉到有酸胀感时再松开，再按下去，再松开。如此反复做15～20次，按完一只脚再换另一只脚，坚持一段时间，可有效缓解和治疗口干舌燥、尿频尿急等症状。

所以，不要小看了这么一个小小的穴位，它的功效可不小。我建议被糖尿病困扰多年的朋友，从现在起开始按摩这个穴位，坚持一段时间后一定会有所收获；没有糖尿病的朋友也不妨掌握它的作用和按摩方法，既可以防万一，还可以帮助身边的人，岂不是很好？

五、按摩太溪穴，补气血最强

太溪穴是肾经的原穴。原穴是什么呢？原穴是指能够激发和调动经络气血，使人恢复元气的重要穴位。

太溪穴是肾经元气的积聚之处，《针灸大成》中记载："若患者处于病危状况，出现亡阳危症，或亡阴导致亡阳之时，

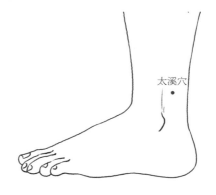

太溪穴

医者当紧急于此穴施针救治以回阳救逆，此九穴都是临床急救，用之有效之处，若配在一起更为有效。这九穴分别是哑门、劳宫、三阴交、涌泉、太溪、中脘、环跳、足三里、合谷。"

所以中医有歌谣这样说："哑门劳宫三阴交，涌泉太溪中脘接，环跳三里合谷并，此是回阳九针穴。"作为肾气汇聚之处的原穴，太溪穴对于调节和扶植肾元的作用很大。

太溪穴位于人体脚内踝后缘的凹陷当中，很容易找到。身体虚弱，特别是肾气亏损的人，按这个穴位通常不会有什么反应，而且一按就凹陷下去了。如果是这样，大家就要提高警惕了，不痛的一定要把它揉痛了，痛的也要把它揉得不痛才行。

不痛是因为此处气血太弱，就像水管一样，如果只有涓涓细流经过，它就鼓胀不起来，用手指轻轻一按，它就凹陷下去了；痛是因为这个地方有淤血，血液都淤积在这儿不动了，一按自然就会感觉到痛。所以，常揉太溪穴的目的就是要将气血疏通，让肾气和血液能够顺畅地通过，流到脚底的涌泉穴，储藏起来，这样大家就有健康的根基了。

▼ 按摩太溪穴可以治疗足跟痛吗？

记得有一位患者因为足跟痛来找我诊治，他说他去过好几家医院治疗了，片子也拍了，药也吃了不少，可就是不见效。我给他按了按太溪穴，问他痛不痛，他说不痛。当我手指按上他的涌泉穴时，他立即有了痛感。我说："大哥，你这种情况就是肾虚引起的。回去多按按刚才那两个穴位，对缓解你脚后跟疼痛会有帮助的。"果然，一个月后，他打来电话告诉我说脚后跟已经不痛了。

我们都知道，肾经正好经过人的脚后跟和脚踝处，从中医上讲，这个部位的疼痛多与肾气不足有关。而太溪穴正是肾经的大补穴，没事的时候多揉揉这个穴位，既可以补肾气，还能疏经活络，保持肾经的畅通。

很多人都误以为只有男性才会肾气不足，其实很多女性，尤其是中老年妇女，也极易出现肾气不足的现象。有的女性经常感觉到肾绞痛，或者来月经的时候肚子痛，这都是肾不气足的表现，这时按揉太溪穴很管用。

有些人常常被痛风、尿酸过高或者尿失禁所困扰，实际上，这些都是肾气不足的表现。一年前，我曾接诊过一个病人，三十刚出头就患上了尿失禁。让她感到万分苦恼的是，自己总是憋不住尿，只要动作幅度稍大些，就会尿失禁，有时打个喷嚏都会这样，她甚至都不敢大声笑，也不敢与人交往，害怕别人会嘲笑她。

后来，她经朋友介绍上我这儿来诊治。诊断之后，我发现她属于典型的肾气虚弱导致的尿失禁。我在她的后背肾腧穴上左右各拔一个真空罐，再按揉她左右脚上的太溪穴各10分钟，并嘱咐她回家后按照相同的手法按揉太溪穴，只要坚持半个月左右就会有显著的效果。

结果二十天后她来复诊，告诉我尿失禁的症状明显好多了。

▼ 如何按摩太溪穴？

大家在按揉太溪穴时，要注意手法，要以拇指、食指和中指为主，可结合拇指推法、食指外侧缘刮法和食指中指叩击法等灵活操作，按揉的力度以有酸胀感为宜。

时间最好选择在下午五点到晚上七点之间，因为这时正是肾经流注的时间，在这个时间段按揉此穴，效果会更好。大家还可以去药店买些艾条回来灸太溪穴，再结合穴位按摩，双管齐下，效果会更理想。不过，没有操作过的朋友最好先咨询一下医生，并在医生的指导下进行。

调节两性功能的穴位

我们知道，经常"关照关照"身上的穴位可以起到改善血液循环、调节脏腑机能和舒缓身心的作用，但许多人都不知道，有些特定的穴位，如三阴交穴、会阴穴、关元穴、筑宾穴和肾俞穴等，还有改善性功能、激发性欲、提升夫妻性生活满意度的作用。下面我就给大家讲讲这些穴位的按摩方法和技巧。

一、按摩三阴交穴，女性常按魅力长存

每个女人都希望自己永远年轻漂亮，在老公心目当中永远是魅力女王，所以才有那么多的女性朋友热衷于购买各种保健品、护肤品，甚至不惜动刀整容。其实，女人想延缓衰老，永葆青春，有一个既经济又安全的办法，那就是经常按摩三阴交穴。

▼ 三阴交在身体的哪个位置呢?

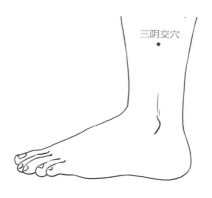

三阴交穴

它在小腿内侧脚踝骨最高点往上三寸处。如果拿不准，可以将手横放，往上约四根手指的宽度，这个位置就是三阴交穴了。大家不要小看了这个穴位，它可是我们身体里的一座宝藏呢，只要充分利用好它，特别是女性朋友们，一定会受益无穷的。

女性衰老的一个重要标志就是脸上长皱纹，全身肌肉松弛下垂，身材走形。从中医的角度来讲，这是脾虚所致。中医认为脾"主运化，统血，在体合肉，主四肢"。脾虚的话，就不能"束肌"，就会出现肌肉松弛的现象。而三阴交穴通达脾、肝、肾三条经络，既能滋阴补肾、疏肝理气，还有健脾利湿、通经活络的作用。

所以，女性朋友没事的时候，可以多按按这个穴位，对抵抗肌肤衰老、松弛下垂大有裨益。

我有一位邻居，今年70岁了，老太太特别注重养生，现在脸上一个老年斑没有，脸上皮肤紧紧的，只有几条极浅的细纹，一点看不出松弛下垂的迹象，而且她说话的声音很洪亮，底气十足。

我觉得不可思议，于是向她请教养生秘诀。老太太告诉我，她每天除了早起早睡，饮食清淡，适量运动外，没事的时候就拿手按按三阴交穴，或者用手敲打10分钟以上。我赞叹她说，您比我们中医还厉害。

所以，女性朋友们要想脸部的肌肤紧致，不出现下垂的现象，除了要健康饮食、规律作息外，不妨多按按三阴交穴。

▼ 如何选择按摩三阴交穴的时间?

按摩三阴交的时间最好选择在晚上九点左右，此时三焦经当令，按揉左右腿的三阴交穴各20分钟，不仅可以健脾利湿、消肿化淤，还对缓解和治疗消化不良、腹胀腹泻、白带过多、子宫下垂、眼袋浮肿、小便不利、脚气、失眠等症，效果理想。

皮肤过敏，经常长湿疹、荨麻疹等也是困扰许多女性朋友的大难题，吃药可以暂时缓解，可过段时间又复发了。这说明身体里面有湿气、浊气和毒素，这些有害物质无法通过正常的通道排出体外，就只能从皮肤上找"突破口"了。

这种情况下，大家可以选择在上午的11点左右按摩三阴交穴，此时正值脾经当令，按揉左右腿的三阴交穴位各15~20分钟，能尽快帮你把身体里面的湿气、浊气、毒素都给排出去，让皮肤恢复光洁细腻、干净无瑕。

除了排毒养颜以外，三阴交穴还能改善女性性冷淡的症状。怎么做呢？可以在肾经当令，也就是每天下午5点至晚上7点这段时间，按揉三阴交穴，有益气补血、提升性欲的效果。只要坚持一两个月，或许能让你重温往日幸福、浪漫的感觉。

按揉三阴交穴的手法有很多，可以用拇指或中指指端按压或揉对侧三阴交穴3~5分钟；或者一手握拳有节奏地叩击对侧三阴交穴，20次左右，两侧交替进行；还可以将手掌擦热后摩擦三阴交穴，左右各20次。这几种方法可以取其一，也可以结合一起使用。

需要提醒大家一点，按揉任何一个穴位，都很难看到立竿见影的效果，需要长期的坚持才行。三阴交穴虽然是长在我们人体上的一大补穴，但要发挥它"补"的作用，想让自己变得更年轻、更漂亮、更健康，"三天打鱼，两天晒网"可不行，持之以恒，效果才会显著。

二、按摩会阴穴，保护你的泌尿系统

有一位女性患者，因为尿路反复感染而找到我。之前，她已经去过好几家医院治疗，吃了好多种药，症状有所缓解，可就是断不了根，隔一段时间又发作了。

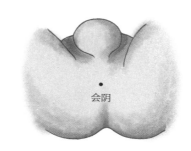

会阴

而且，因为这个病，夫妻正常的性生活也受到了影响，丈夫对她越来越冷淡，夫妻感情也大不如前了。她忧心忡忡地问我："赵大夫，您看我这个病还能彻底治好吗？"我说："你别着急，我先看看你的情况。"

我详细询问了她的病情，又仔细看了她的检查报告，对她的病情有了进一步的了解。然后，我给她开了一些消炎止痒的药物，另外还教她一个穴位辅助按摩。结果不到一个月，她来复诊时，高兴地告诉我，她的症状已经好很多了。三个月后，她再次复诊时，已经完全好了，中间再没复发过。

那么，按摩哪个穴位可以治疗泌尿系统疾病呢？会阴穴。会阴穴，顾名思义就是阴经脉气交会之所，是人体任脉上的要穴。大家对这个穴位可能不太熟悉，但对人体头顶的百会穴应该不会陌生。会阴穴和百会穴正好就在一条直线上，而这条直线正是人体精气神的上下通道。

百会穴上接阳气，而会阴穴则下接地气，这两个穴位相生相应，互相依存，统摄着真气在任督二脉上的正常运行，维持体内阴阳气血的平衡，对人体的生命活动起着相当重要的作用。经常按摩这个穴位，不仅可以调节阴阳，提升生殖功能，还可以缓解和治疗诸多生殖系统疾病，比如说尿路感染、尿频、便秘、便血，以及痔等等。

说了这么多，很多读者就会问了："会阴穴在哪个位置呢？怎么按摩好呢？"这个穴位位置比较隐秘，男性位于阴囊与肛门之间，而女性则位于阴唇与肛门之间。按摩这个穴位，很多人会感觉很难为情。没关系，这里我教大家一个好办法，也同样可以起到按摩的效果。什么办法呢？就是走模特步，也就是平常所说的走"猫步"。

"猫步"的特点就是双脚脚掌呈"1"字型走在一条直线上，人在走的过程当中，会因为脚步的位置而形成一定幅度的扭胯，这对会阴部会起到挤压和按摩的效果。对女性来讲，不但可以保持阴部的肌肉张力，还可以有效改善盆腔的血液循环，对于预防和减少泌尿感染及妇科疾病很有好处；男性每天抽出一定的时间走走"猫步"，也有补肾益气、提高性功能的作用，对预防和减轻前列腺疾病大有裨益。

大部分女性生完孩子以后，即使身材没有走形，阴道也会变得松弛。中年女性在过了40岁之后，皮肤也会变得缺乏弹性。这些情况，都可能导致夫妻生活质量下降。所以，我建议孕妇们在生完孩子后，可以试着多走走"猫步"，不仅可以通过适当的运动达到产后减肥的效果，还有产后缩阴的作用，一举两得。

可以说，会阴穴是泌尿系统的保养大穴。大家没事的时候，走走猫步、跑跑步或者扭扭秧歌，既可以在无意中起到按摩会阴穴、减少泌尿系统疾病的作用，还可以放松身心，舒缓压力，岂不是很好？

三、按摩关元穴，治男性性功能障碍

在认识关元穴之前，我们先来了解一下元气。中医学认为，元气是维持人

的生命活动的基本物质和原动力。它藏
于肾中，一部分靠父母的遗传，另一部
分则靠后天的充养，主要作用就是推动
人体的生长和发育，维持和激发其他脏
腑和组织的各项生理功能。

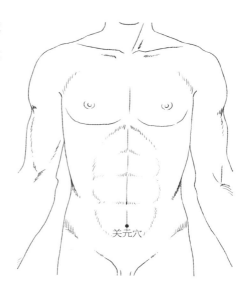

关元穴

　　人体的元气并不是取之不尽、用之
不竭的，它是有一定限度的，会随着时
间的推移逐渐减少，人也会随之呈现出
衰老的态势。这就像是父母留给我们的
一笔遗产一样，它的数量再多也是有一
定限度的。我们每天取出一笔来使用，总有花光的那一天。

　　那么，怎样才能让这笔"遗产"被花光的速度减慢呢？办法只有一个，那
就是尽量不动用那笔钱，自己想法办去赚钱，并设法存一些钱以备不时之需。
而刺激关元穴就相当于存钱，自己存得多了，父母留给我们的财富就能多留一
点、留久一点。

　　那么，为什么刺激关元穴可以起到补充元气、延缓元气枯竭的作用呢？我
们先从字面上来理解"关元"这两个字。"关"就是关上，是封藏的意思；"元"
就是元阳和元阴，这两个字合起来就是"封藏一身之真元"的意思。人一身的
真元都要受它的管制，你说这个穴位的能耐大不大？

　　关于关元的主治功能，明代人张景岳的《类经图翼》有非常完整的概括：
"主治积冷，诸虚百损，脐下绞痛渐入阴中，冷气入腹，少腹奔豚，夜梦遗精，
白浊，五淋，七疝，溲血，小便赤涩，遗沥，转胞不得溺，妇人带下瘕聚，经
水不通不妊，或妊娠下血，或产后恶露不止，或血冷月经断绝。一云但是积冷

虚乏皆宜灸……治阴证伤寒及小便多，妇人赤白带下，俱当灸此。"所以，只要身体出现元气亏损的症状，都可以通过按摩关元穴得到缓解。临床上常将它作为治疗不孕不育、阳痿、遗精、早泄、痛经和月经不调等病症的要穴之一。

我每周出诊，都能碰上几位性功能障碍患者。其中，有一位患者给我的印象最深。他是一位早泄患者，人长得高大魁梧，可还没到中年，就秃顶了，脸色看起来也不太好，黑眼圈很重。

我问他哪里不舒服，他顿时脸红了，支吾了半天，也没说出个所以然来。我先给他号了号脉，发现他脉搏较细弱；又看了看他的舌头，发现他舌体胖大，有白色舌苔。我又详细询问了他的一些日常生活习惯。他告诉我说："赵大夫，不知道为什么，我总是特别怕冷，冬天还没到，我穿上棉袄也不觉得热，而且还常常感觉腰膝酸软，打不起精神来。晚上，总是频繁上厕所，觉也睡不好。"

我又接着问："那你和你爱人性生活正常吗？"

他不好意思地说："性生活时间也很短，每次总是草草收场。"

接着，我又询问了他一些别的问题，确诊他属于肾阳虚引起的早泄。我给他开了两瓶金匮肾气丸，并教他关元穴的按摩方法，辅助药物治疗。他听我说按摩关元穴可治疗早泄，一开始还不相信，疑惑地问："我吃了多少药都没治好，按摩这个小小的穴位，真的能有用吗？"我笑道："有没有用，你回家试试看就知道了。"

果然，两个月后，他来复诊时，兴奋地告诉我，他的病已经好多了。

▼ 既然关元穴这么有效，那么它在哪里呢？

很好找，它就在我们身体正中线上，下腹部脐下的3寸处。如果你担心找不准的话，还有一个简单的方法可以帮助你找到关元穴的位置。你可以采取仰卧的姿势，将除大拇指外的四指并拢，从肚脐处向下横量，在小指的下缘处就是该穴。

那么如何按摩关元穴呢？在找到关元穴后，先搓热掌心，以感觉到有热从掌心里面冒出为宜，然后再将温热的掌心放到关元穴上，利用掌心的力量在皮肤表面做回旋形动作。频率由慢到快，范围由小到大，直到有发热的感觉。早晚各一次，每次3～5分钟。

大家不要小看了这个穴位，只要坚持刺激这个穴位，不光早泄能治好，对遗精、阳痿、月经不调、赤白带下等生殖系统疾病，咳嗽、气喘、咯血等呼吸系统疾病，还有记忆力减退、腰膝酸软、周身无力等常见的疾病都有一定的治疗作用。所以，无论是日常保健，还是治疗与肾虚相关的疾病，都应该重视关元穴。

四、刺激筑宾穴，护肾又排毒

我们人体真的是一个大宝藏，只要肯花时间和精力去发掘，就一定会有所收获。就比如说筑宾穴，经常刺激它，既能补肾益气，还有排毒的功效。

前面我们讲过三阴交穴，根据《灵枢·经脉》的记载，筑宾穴就位于三阴交穴后上方约2寸处的小腿肚内侧，属足少阴肾经。按摩刺激该穴有补精益气的作用。每天晚上睡觉前，先用热水泡脚，然后再用手指按压

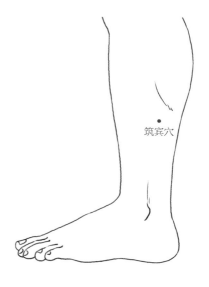

筑宾穴

两腿筑宾穴和涌泉穴各5~10分钟，可提高性功能，对治疗腹痛、痛经、肾炎、膝盖发软、没劲、睾丸炎、精神分裂症等病症，同样有用。

除了增强肾功能，筑宾穴还有一个重要的解毒功能。我们常说："是药三分毒。"人到了一定年纪，身体不是这不舒服，就是那有问题，很多小疾病只能靠吃药来维持和治疗。

特别是高血压、糖尿病等需要长年服药维持的患者，身体里累积的药物毒素，无法及时排出，对人体的伤害是很大的。那么，在这种情况下，我们该如何来保护自己呢？别着急，我们的祖先早就想到了这点，并给我们指出了排毒的有效方法——穴位解毒法。

经常按揉筑宾穴有散热降温、化湿去痰的功效。我们都知道，毒素最喜欢在人体内有湿、淤血和痰浊聚集的地方。只有这些痰湿浊气排出去，才能将身体内的毒素清理掉。筑宾穴正好可以将人们平时最担心、最常见的毒素，比如说吸入体内的有害气体、环境中的油漆气味等有毒气体，以及吃药后淤积在身体里的毒素排除掉。

▼ 雾霾环境下按什么穴位可以排除毒素？

经常吃药的或者长时间生活在空气污染的环境中的人们，不妨多按揉筑宾穴。时间宜选择下午的5~7点为佳，此时正值肾经当令，既能排毒，还能护肾。即使身体没有异样的朋友，也可以常常按按这个穴位，可起到很好的保健预防作用。

除此之外，用手指按压筑宾穴对缓解和治疗化脓性扁桃体炎也有一定的效果。我们都知道，扁桃体是人体重要的免疫器官。如果采用西医疗法，用抗菌消炎药物或者手术切除的方法治疗，对扁桃体的伤害是很大的，甚至是毁灭性的。

　　而如果用中医指压筑宾穴来治疗扁桃体肿大，就不会有什么伤害。方法是大拇指用力按压筑宾穴5～10分钟，既有助于退热，还可减轻疼痛，特别适用于扁桃体炎症反复发作的朋友。

　　邻居家的小孩今年两岁多，总是因扁桃体发炎而发烧，他家大人听说我是医生，就过来问我有没有特效药。我说你们不要上来就想着给孩子用药，小孩要尽量少吃药，因为药物副作用大，容易破坏孩子的免疫系统。对于幼儿来说，按摩是抵抗疾病非常有效的方法。

　　说到这里，我强烈建议有小孩的父母，每天都给孩子按摩筑宾穴，同时还可以给孩子捏捏脊，保证小孩不会再那么轻易发炎、发烧了。

　　孩子的父母将信将疑地回去试了一段时间，我的话得到了验证——孩子的扁桃体没有再发炎过。很多时候，我们生病后总是病急乱投医，殊不知最好的医药箱其实就是我们的身体。只要我们掌握了一些穴位按摩的知识，找准了穴位，对症施治，效果还是很神奇的。

五、按摩肾俞穴，提高性能力

　　很多人都有这样的体会，一进入深秋，人就变得慵懒起来，对性生活也提不起兴趣来。这是因为，肾主人体之水液代谢，喜暖怕寒的缘故。此时，刺激肾俞穴，有温补肾阳、提高性能力的功效。

　　我有一个认识了十多年的朋友，我们俩无话不谈。有一次，他悄悄地告诉我：“也不知道是怎么了，最近老是觉得特别的怕冷，而且那方面也总是提不起

兴趣。老婆都以为我在外面有别的
女人了，唉！你说是不是得吃点什
么保健品了？"

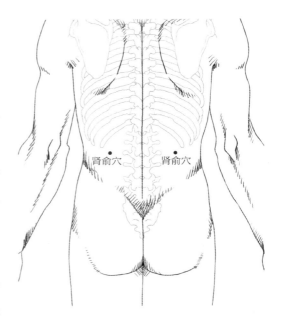

　我笑道："你可要注意了，这
是肾虚的表现。我教你一个办法，
不用花钱，只要自己动动手，就能
让你手到病除。""哦，什么办法这
么管用？"他一听立马来了兴趣。
于是，我教他肾俞穴的按摩方法，
让他回家坚持按摩一个月试试。果
然，没过多久，他告诉我说他原先
的症状都消失不见了，又可以重展雄风了。

　肾俞穴是一个什么样的穴位呢？为什么它有如此神奇的功效呢？肾俞穴是
背俞穴之一，我们知道人体有十二大俞穴，大多分布于背部，统称背俞穴。《类
经》中说"十二俞，皆通于脏气"，意思是说，俞穴是五脏六腑之精气输注于体
表的部位，有调节脏腑功能、振奋人体正气的作用。而肾俞穴与肾脏所在的位
置是基本对应的，经常刺激该穴，对肾脏功能有着非常重要的保健作用。

　中医认为"腰为肾之府"，人体的十二大俞穴中有部分分布在腰背部的膀胱
经上，而膀胱经又与肾经相表里，刺激膀胱经上的肾俞穴，可以起到调节肾经
的作用，是临床治疗腰酸背痛及性功能障碍的首选要穴。

▼ 缓解腰痛按什么穴位好？

　俗话说："久坐伤肾。"长时间坐办公室的上班族容易出现肾阳不足的情况，
所以这类人通常最容易犯腰痛的毛病。还有就是中老年人，随着年纪的增长，

他们的肾脏功能也随之下降，也容易受腰痛的困扰。怎么办呢？除了请专业的医生治疗外，平时在家也可以自己多按按肾俞穴，对缓解腰痛是很有帮助的。建议经常腰痛的朋友，可以试试。

那么，肾俞穴怎么找呢？有个好办法：首先，我们先找到第二腰椎，也就是人体背部与肚脐眼正对的位置，然后从第二腰椎突向左或者向右量取1.5寸，或者用中指和食指并拢后的宽度处，就是肾俞穴了。

按摩肾俞穴有三种方法，大家可选择其中的一种进行刺激，也可以几种手法同时使用。

第一种是摩擦法。先将掌心搓热，感觉手心有热气冒出时，再将两手放在肾俞穴上。然后，用掌心在肾俞穴上做擦的动作，一上一下地擦动，通过擦的动作可以让腰部的肾俞穴从里往外的发热，摩擦时间为10～15分钟。

第二种是指压法。用两手的大拇指按压肾俞穴，其他的四指包住腰部，用力按压5秒后，再慢慢松开手减压，5秒之后再按压，这样反复做20次。

第三种是击打法。每天散步时，两手握空拳，边走边击打双肾俞穴，每次30～50次，此法可以增加肾脏的血充量，提高肾功能。不过大家要注意，敲打肾俞穴时，不宜用力过大，而且有肾病，特别是有肾积水的患者忌用此法，以免加重病情。

大家不要小瞧了这个穴位，平常多按摩它，不仅有强肾固本的作用，而且很多与肾虚有关的疾病，都可以考虑通过按摩它来达到辅助治疗的效果。比如说，男性阳痿、早泄、遗精、不育，女性的月经病、不孕、子宫脱垂，还有因肾虚引起的记忆力下降、头发早白脱发、眼睛干涩、耳聋、耳鸣等病症，以及其他泌尿系统、消化系统疾病。长时间用脑的人以及久坐不动的人群，每天按按肾俞穴，也可以起到缓解腰背痛、消除疲劳的作用。

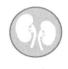

养肾同时又养生的穴位

许多学员和网友都问过我这样一个问题："赵大夫，你说我们养生到底是养什么？怎么养？"在我看来，养生最重要的是养好五脏，五脏如果有病了，要想恢复健康，长命百岁是很难的。而中医认为"五脏之气，皆相贯通"，我们在注重养肾的同时，其实也是在保养其他脏腑。那么，如何能既能养肾又能养生呢？下面这些穴位可以帮到你。

一、按摩劳宫穴，补肾又养心

我们每个人身上都有700多个穴位，每个穴位的作用都不尽一样，不同的病症，只要找准穴位，再结合其他的治疗手段，可以达到事半功倍的疗效。你看，古代医疗条件并不好，可懂中医，尤其是穴位疗法的人却有很多。人们身体一有什么疾病，可以自行通过穴位按摩、针灸推拿、刮痧拔罐等疗法将病症祛除。

　　大家再看现在，虽然人们吃得好了，也住得好了，医疗条件也好了，可是各种疑难杂症也多了。传统的中医疗法渐渐地被人淡忘了，结果是自己守着一身"宝贝"还四处求医问药。实际上，求医不如求己，充分利分好身上的每一处穴位，是最经济实惠又安全有效的治疗办法。

▼ 睡眠不好、脱发按摩什么穴位？

　　就拿劳宫穴来说，充分利用好它，就能解决很多身体不适问题。比如说，很多人晚上总是睡不好觉，频繁上厕所，头发大把大把地掉，总是腰酸痛得不行，这些都是肾虚的表现。肾虚的话，气血不能滋养头部，头部得不到充足的气血，就会造成心肾不交，从而引起上面的这些症状出现，而按摩劳宫穴可以很好地改善这些不适症状。

　　劳宫穴是人体十二大荥穴之一。《难经》第六十八难云："井主心下满，荥主身热。"意思是说荥穴是最能清热泻火。肾阴虚的人往往心火比较旺盛，心火一旺，就会扰得人心神不宁，自然没法睡上安稳觉了。

　　更年期的女性朋友普遍阴血缺失，容易心火旺盛，所以她们总是控制不住地想发脾气，感觉心烦意乱，辗转难眠。在治疗时，一定要以补充心血、清热泻火、开窍醒神为主，而劳营穴正好囊括了这三个功能，就像体育竞技场上的全能冠军。这方面的问题，靠它基本全能搞定。

　　劳营穴属于手厥阴心包经，对心脏功能起到刺激和调节作用，有静心、宁神、醒脑的作用。现代人的人生活节奏快，压力大，经常处于身心疲惫的状态中，这时可以通过按摩劳宫穴来加快血液循环，快速缓解疲劳。

▼ 劳宫穴在哪里？

　　劳宫穴很好找，大家手握拳头，中指指尖对应的位置就是劳宫穴了。刺激这个穴位最好选择在晚上的7点到9点这个时间段。这时正好是电视剧播放的黄金

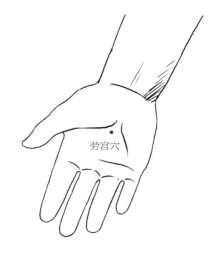

劳宫穴

档，大家可以停下手中的工作，和家人坐下来看看电视。看电视的时候，别让手闲着，用手相互按压两手上的劳宫穴，可以缓解一天的疲劳，让心神保持安宁。如果用手按压太累的话，大家也可以选择钝一点的硬物，比如说笔头、筷子、刮痧用的水牛角片等，一边看电视一边按摩劳宫穴，刺激10分钟是最好的。如果在这段时间实在抽不出空的话，选择其他时间段也是可以的，不过效果会打点折扣。

按摩劳宫穴对治疗心律不齐也很有帮助。记得有一位患者，76岁，身体各方面都还挺硬朗，说话声音洪亮，腰板挺直，腿脚也很好，没什么大毛病。就一样，总是莫名其妙地感觉心慌，心脏有时跳得特别快，有时则特别缓。

我告诉他，这是心律不齐的表现，可以通过按摩劳宫穴得到改善。我让他平时闲来无事，拿着两三个核桃在手里转转，这看似好玩，实则是很好刺激手部穴位的方法，可以帮助他恢复心律正常。

结果，坚持不到一个月，他告诉我心慌的症状消失了，心里觉得舒坦多了，觉也能睡踏实了。

▼ 长期失眠该怎么办？

将劳宫穴与其他穴位相对时，还有补人体之气的功效。有一个现象不知道大家观察过没有，人们在虔诚地祷告的时候，会习惯性地双手合十，闭目凝神。这是因为，双手合十，左右手上的劳宫穴相对，可以起到安神的效果；大家长时间看书或者看电脑，很快眼睛就会觉得累，这时候双手相对搓热，用劳宫穴对准眼睛，将眼睛闭上一会儿，可以缓解眼部疲劳；经常腰痛的人，也可以将手搓热，将劳宫穴对准肾的位置，有补肾纳气的功效；每天睡觉前，将手掌劳宫穴和脚底的涌泉穴相对搓热，可促进心肾相交，还有助于睡眠，这对于长期失眠的朋友来讲，可以说是一个不错的福音了。

所以你看，其实我们身体上的很多病症和不适都可以通过刺激身体的某处穴位而得到改善和治疗。当我们感觉不舒服时，不必舍近求远，不妨先从身体这个"百宝箱"里找寻治疗的方法。没有不舒服的时候，也可以利用闲暇时间，按按各个穴位，也能起到很好的保健功效。

二、按摩曲泉穴，护肾又护肝

曲泉穴可能大家还不太熟悉，我们先从字面来理解一下它的功效。"曲泉"的"曲"为弯曲之意，指膝关节弯曲的地方；"泉"大家会想到不断涌出地表的泉水、水源，表明此处经脉流注就像汇入江河湖海的潺潺流水一样，是我们身心活动的能量涌出之处。

《难经》说"经主喘咳寒热，合主逆气而泄"，主要用于六腑病症。我们身体内有十二大主经络，每条经络上各有一个合穴。这些合穴都能主治因肾水不足导致的气上逆或者下泄之病。而曲泉穴正好是足厥阴肝经的合穴，属水，能改善和治疗因肾水不足所致的气喘和腹泻之病。

一次，我正准备下班回家，走到诊室门口时，来了一位患者。患者50多岁，脸色蜡黄，身体看起来虚弱无力，由他爱人搀扶着。我赶忙将他们迎进诊室，待他们坐下后，我问他哪里不舒服。

这位患者说他连拉了十多天肚子，刚开始还以为是感冒了，吃了好多天感冒止泻的药物，虽然有些好转，可停了药没两天又开始腹泻。现在只觉得全身无力，心慌，头晕，头痛。他爱人眼看着丈夫才十来天整个人都瘦了一圈，精神也越来越差，于是赶紧带他来看大夫。

我看他连说话都显得有些有气无力，可见腹泻得确实很厉害。他爱人着急地问我："赵大夫，请你帮忙看看，有没有什么好办法可以让他止泻？"我说："别着急，引发腹泻的原因有很多，首先我们要搞清楚是什么原因，这样才能对症治疗。"

接着，我详细询问了她爱人腹泻的症状，以及其他的一些症状，排除了因感冒引起的腹泻。从他所描述的胃寒怕冷、腰膝酸痛、眼睛胀痛，以及头晕头痛等症状，可以断定他属于肝肾气血不足而导致的腹泻。

我给他开了些温肾益肝的药物，另外还教他按摩曲泉穴，配合药物治疗，嘱咐他半个月后再来复诊。半个月后，他来复诊时，是一个人来的，看起来精神多了，腹泻也止住了。

我和他讲，现在药可以停了，不过穴位按摩还要接着做，这可起到巩固疗效的作用，对肝肾功能也能起到很好的调养作用。

如果大家也有与这位患者相似病症的，不妨试试这个办法，只要坚持按摩一个月以上，一定能收到理想的疗效。

▼ 如何找准曲泉穴？

大家在按压曲泉穴时，一定要先找准穴位。取穴时，先尽量将腿伸直，在膝盖内侧会产生凹陷，曲泉穴就在这个凹陷处。如果大家担心找不准，可以去药店买一张穴位挂图，对着找，一定能找到。找到这个穴位后，用力按揉5分钟，以有酸麻胀痛感觉为好。两侧交替进行，每天早晚各1次。

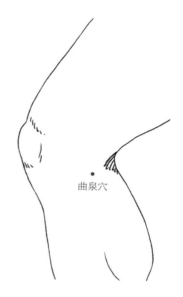

曲泉穴

　　按摩这个穴位可治疗与"水"相关的病症。除了上面讲到的治疗腹泻，它对改善因尿道炎、膀胱炎、淋病等引起的排尿疼痛或尿频、夜尿症等，都有不错的效果。很多老年人，夜里总是睡不好觉，频繁上厕所，严重影响睡眠；有的老年人甚至还有排尿困难或疼痛的情况出现，这些都可以通过按压曲泉穴得到改善。

　　此外，曲泉穴还常被用来治疗与血液循环有关系的病症，比如说脑部充血、流鼻血，女性月经不调、经血异常，以及不孕症等。

　　有的患者大腿内侧到胯下疼痛、胫骨痛，脚部活动不灵活的症状，也可以按摩曲泉穴来进行治疗。我有一位患者，他是一名长途货运司机。由于工作关系，他不得不长时间坐在驾驶座上，不分白天黑夜地跑长途。年轻的时候，血气方刚，身强力壮，倒没觉得身体哪里不舒服。可近几年，他渐渐感觉身体已经越来越吃不消了。视力越来越不好不说，还常常感觉腰背酸痛，双膝无力，腿脚活动也没以前灵活了。有一天早上醒来时，突然感觉到大腿内侧到胯下部位疼痛难耐，连路都不能走了。这可把他吓坏了，赶紧到我这儿来治疗。

　　我给他按摩曲泉穴，并配合支沟穴、阳陵泉穴、三阴交穴、肾俞穴、肝俞穴等穴位进行治疗。一周后，他大腿根疼痛的症状就消失了，其他的不适症状也得到了一定的缓解。我嘱咐他回家后，接着按摩这几个穴位，可以帮助他尽快恢复健康状态。

　　你看，曲泉穴的作用还是不容小觑的吧？它既可以护肾填精、调肝理气，还可以治疗诸多与水液代谢和血液循环相关的疾病，缓解腰腿部位的疼痛。所以，我希望大家要好好重视起这个穴位的日常保健，没事的时候，给它做做按摩，时间长了，大家一定会受益无穷的。

三、按摩复溜穴，健肾又养肺

现代人大多有两大通病，一是饮食不规律，二是缺乏运动，长时间待在恒温的办公室里。这两大不良习惯容易导致肾脏过热或者缺氧。我们讲过，肾为先天之本，藏人一身之精气，肾脏虚弱了，人的免疫力就会跟着下降，人自然就会出现各种不适。那么，肾虚的话该怎么办呢？别着急，复溜穴可以帮到你。

复溜，即为重复轮回的意思；溜通流，指像水流一样。复溜穴的作用就是让停留下来的水又重新流动起来。当我们体内有淤血、痰湿、尿液或者汗液等脏东西停留在体内不动时，刺激复溜穴就能促进水液代谢和血液循环。

许多人常常受到腰脊疼痛、小腿肿胀的困扰，这看起来好像是膀胱经的问题，其实不是。这个时候按揉膀胱经效果不会太理想，应该揉肾经，特别是肾经上的复溜穴。先把它揉通了，可以让滞留在体内的积液、淤血消散掉，让疼痛、肿胀部位的气血重新流动起来。

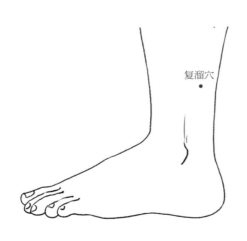

复溜穴

有一次，我接到一位患者打来的电话，说自己腿肿得走不了路了，请我上门去给他瞧病。那次出诊，我记得特别深，因为当时正值寒冬腊月，风很大，天还下着小雪。说实话，这种大冷天的出诊是很受罪的，但一想到患者如果不能及时地得到治疗，将会遭受更大的痛苦。于是，我二话不说，背着出诊包就去了。

到了他家一看，腿肿得确实很厉害，右腿比左腿整个大了一大圈。我让他平躺着，先找到他小腿内侧，脚踝内侧中央上二指宽处，胫骨与跟腱之间的复溜穴，按摩了大概10分钟，然后再循着腿部肾经走向，给他进行按摩推拿。

临走时，又给他开了些活血通络的药，并嘱咐他每天按时吃药。接下来的一周里，我又给他做了几次按摩推拿治疗。看肿胀消得差不多了，我把复溜穴的按摩手法教给他，嘱咐他坚持自行按摩。这个方法不仅对治疗手脚浮肿有效，对缓解女性痛经、月经不调也疗效显著。

按摩复溜穴还可以养肺，有止咳平喘的功效。我们都知道，肺功能不好，很重要的一个原因就是肺里浊气太重，又发不出来，所以容易引发咳喘。如果患者还有呼吸道炎症，又受到异物的刺激，或对空气微粒过敏等，咳嗽和哮喘就会反复发作。如果没有找准治疗方法，要想痊愈是很难的。

我在治疗这类病患时，除了选择药物治疗外，通常还会配合复溜穴来进行调理。对于哮喘的人来讲，只有设法将体内的浊气排出去了，病才能除根。

此外，复溜穴还有降血压的功效。大家都知道，血压高的人一般血液都较黏稠，容易堵塞血管，诱发多种心血管疾病。而复溜穴有疏通淤堵、促进血液循环的作用，所以我建议大家，特别是已经患有动脉硬化、糖尿病的中老年人，每天按按复溜血，对预防和改善病情是很有帮助的。如果结合尺泽穴和太溪穴，一起按摩，不光能降血压，补肾的效果也会更好，建议大家试试。

四、灸足三里，养肾又健脾

去年年末，一位在外企工作的朋友找我诉苦，说年底工作任务繁重，几乎每天都要加班熬夜，睡得比狗晚，起得比鸡早，没几天下来，咳嗽、头痛、感冒都接踵而至了，身体是每况愈下。我笑着说："我送你一样不花钱的补品吧。"然后，我把足三里穴的保健按摩手法告诉他，让他闲暇之余多按按。他坚持了三个月后，告诉我身体明显感觉比以前好多了，抵抗力增加了，小病小灾的也没有了。

足三里真有那么好的效果吗？没错。大家可不要小看了它，它可是中医养生保健的第一大要穴，有健脾和胃、通经活络、补肾填精的功效，滋补效果一点儿也不比参茸差。正如古语所说："若要安，三里常不干""常按足三里，胜吃老母鸡"，可见其滋补功效之强。这个穴位适合一切虚损性疾病，如贫血、肾亏、盗汗、心悸、气短、四肢乏力等，不管男女老少都可以使用。特别是产后虚弱以及大病初愈的人，利用它可以尽快恢复体力和活力；没病的人也可以拿它养生，强身健体。

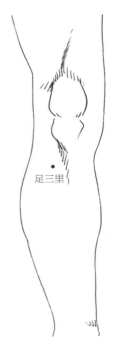

足三里

▼ 足三里是公认的长寿穴吗？

足三里是公认的长寿要穴。据说日本三河水泉村满平一家，因为在当地年纪最长，而被获邀参加当地永代桥换架的竣工仪式。当时，满平242岁、妻子221岁、儿子万吉196岁、儿媳妇193岁、孙子万藏151岁、孙媳妇138岁，全家都是百岁老人。

人们纷纷请教老人长寿的秘诀，老人笑答："唯有祖传三里灸耳。"这个"三里灸"，指的是艾灸足三里。当然，这个故事可能有些夸张，但足三里的保健功效可见一斑。

足三里这个穴位也很好找，就在小腿外侧，外膝眼下3寸，距离胫骨前缘约一横指（中指）处。它属于足阳明胃经，是调养脾胃的大穴。《灵枢》中说："邪在脾胃，则病肌肉痛，阳气有余，阴气不足，则热中善饥；阳气不足，阴气有余，则寒中肠鸣腹痛。阴阳俱有余，若俱不足，则有寒有热。皆调于足三里。"

我们知道，脾胃是人的后天之本，气血生化之源，对五脏六腑有充养作用。每天用拇指按揉足三里3～5分钟，力度以感觉局部有酸胀感为宜。这样做有助于促进肠胃蠕动，帮助消化和吸收。也可以用艾条灸足三里。艾灸时，尽量让艾条的温度稍高一点，让艾条缓慢沿足三里穴上下移动，以不烧伤局部皮肤为度。每次灸15～20分钟，每周一到两次。坚持2～3个月，就可以改善肠胃功能，使人精神焕发，活力十足。

说到这里，细心的朋友可能会问了："足三里既然是用来调脾胃的，那么跟肾脏有什么关系呢？"当然有关系了。我们讲肾为"先天之本"，脾为"后天之本"，脾和肾在功能的发挥上是相互依存的关系。肾的精气有赖于水谷精微的培育和充养；反过来，脾运化水谷精微也需要肾脏精气的协助。所以，要想肾脏安康，就要注意把脾胃养好；同样，要想脾胃好，也不能忽略了对肾的调养。我们要想两方面都兼顾好，办法有很多，但最有效、最经济、最安全的办法就是做好足三里的日常保健。

特别是冬天，气候比较寒冷，许多人白天穿着厚厚的，晚上躺在被窝里手脚还是冰凉的。这种情况下多按按足三里，可以让身体暖和起来。

五、按摩大钟穴，治疗多种慢性疾病

大钟是个很有意思的穴位，从名字来看，容易让人想到编钟，一敲就响，意思是指肾经经水通过此穴如瀑布般倾泻而下，声如洪钟，因此取穴名为大钟。

大钟穴是肾经的络穴，络膀胱经。什么是络穴呢？"络"指联络的意思，络穴是指从经脉分出的腧穴，具有联络表里经的作用。它既能治本经病，还能治表里经病。

而肾经与膀胱经相表里，又与膀胱经相通，膀胱的气化作用有赖于肾气的蒸腾作用，所以肾脏出现病变也会殃及膀胱，使人出现排尿困难、尿频、尿不尽等不适；相反，膀胱经有异常也会转到肾经。

所以我在临床治疗肾病时，常会取肾经原穴，再取与之相表里的络穴配合治疗；相反治疗膀胱疾病时，也会取膀胱经的原穴再配合络穴进行治疗。

▼ 慢性腰肌劳损要敲这口钟

找我看病的人，各行各业的都有，其中有一位中年男性患者，是位开了20年车的公交车司机。我小时候是很崇拜公交司机这个职业的，用现在的话说就是"高大上"。

这几年来，他总是感觉腰部隐隐作痛，刚开始不怎么疼，还以为是工作太累引起的，也没太当回事，想着多注意休息就会好。可半年多过去了，症状不仅不见好转，反而更严重了，连觉都睡不好了。他担心自己患有腰椎间盘突出，赶紧去医院检查，

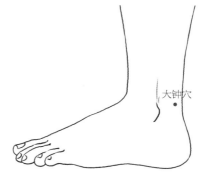

大钟穴

可又没查出来是什么毛病。他决定找中医看看，于是来到了我的诊所。

我给他详细检查后，开玩笑地对他说："大哥，你这是'中邪'了！"这一说可把他吓坏了，我赶紧跟他解释说："我说的邪是指风湿寒邪之气。你这种情况就是肾虚导致寒邪入侵膀胱经引起的。当我们人体阳气充足的时候，我们的膀胱经就像是一座坚固的城堡，守护着我们的健康。而当阳气不足或者膀胱经不通时，那么邪气就能轻而易举地攻进城内，侵犯人体。像大哥你这种情况就是膀胱经'受邪'了，需要赶紧'驱邪'才行。"

他问我如何"驱邪"最有效，我说："要'驱邪'呀，得敲个'大钟'。这个'大钟'就在我们脚内踝后下方，太溪向下0.5寸处。这个穴位是肾经和膀胱经的络穴。经常按摩这个穴位，既可以补肾气，还能打通膀胱经。你的病就属于肾经和膀胱经不通导致的慢性腰肌劳损，只要敲一敲这一口'钟'就搞定了。"他按照我说的方法做，果然困扰他多年的腰疼就"一去不返"了。

大钟穴不光对治疗慢性腰肌劳损有用，对治疗其他慢性病效果也很显著。比如说慢性咽炎。引发慢性咽炎的原因有很多，长时间讲话、长时间啼哭、长期用声不当或者经常食用有刺激性的食物等，轻者咽部在吞咽时会感觉到刺痛感，犹如有一根鱼刺卡在喉部一样，严重的可导致声音嘶哑，甚至突然失声。

这时，按按大钟穴就管用。我们知道，钟不敲它，它不会自己发出声音，一敲它就响了。所以，人的嗓子哑了，一敲这口"大钟"就能够帮助出声。

另外，有些人平时心里想着挺好，可真正开始行动的时候，总是无精打采，怎么也提不起精神来，总感觉心有余而力不足。这类人看起来好像缺少意志力，其实不然，这是肾精不足的表现。所以，要想精神好，就必须从补肾开始。而补肾的一个好办法就是平时多按摩大钟穴。

　　还有些人做什么事总是前怕狼后怕虎，说话也是轻声细语的，显得很是底气不足。如果不是个性上的原因，那么很可能就是肾气不足造成的。所以，如果一个人在一段时间后突然性情大变，总是害怕这个担心那个的，不妨多按按大钟穴试试。

　　在临床上，大钟穴还常被用来治疗足跟痛。我们知道，肾主骨，凡是骨头部位疼痛都与肾经有关。所以，在治疗足跟痛时，可以取太溪穴和大钟穴配合按揉，对治疗足跟痛效果很好。总之，大家要记住一点，所有与肾经、膀胱经相关的慢性疾病都可以通过按揉大钟穴来得到改善和治疗。

第四章

CHAPTER 4

·健肾要动起来·
一学就会的健肾小运动

健肾强肾的小运动

"**生**命在于运动。"人类很早就意识到运动对于养生保健的重要性，并总结出了许多简便易行又行之有效的健肾、补肾运动；比如说，摩耳健肾法、吐故纳新益肾功、金鸡独立、鸣天鼓、干梳头等。这些保健方式对于今天热爱养生的我们来讲，依然有很强的指导意义。

一、摩耳健肾，轻松防治百病

《素问·金匮真言论》说："肾开窍于耳。"《灵枢·脉度篇》也说："肾气通于耳，肾和则耳能闻五音矣。"意思是说肾开窍于耳，一个人如果肾精充足，那么他的听力就会十分灵敏。所以，肾脏的功能与耳朵有着直接的关系。

很多从医经验丰富的大夫可以从一个人耳朵的特征来判断患者的肾功能状况。比如说，有的人耳郭较长，摸起来比较硬，这样的人肾功能一般比较好；相反，如果摸起来比较软，那说明他的肾功能一般，甚至是比较弱。

另外，前面我们也说到过，肾虚的人耳轮发黑，甚至看起来有点不干净的感觉。大家可以拿面镜子对照自己的耳朵看一看，了解一下自己的肾脏功能情况。

中医全息理论认为，耳朵可以被视为是"缩小了的人体身形"，上面布满了密麻麻的穴位，每个穴位和穴位组合可以治疗一种或多种疾病，综合诊治可达80～90种疾病。

而且，我们全身的器官组织在耳朵上都有投影反射区，每天给耳朵做做按摩，其实就相当于做了一次全身按摩。所以，经常按摩耳朵，不仅可以健肾壮腰、增强听力，还能防治百病。

那么，我们该如何来按摩耳朵呢？下面教大家6种按摩方法：

（一）摩耳轮

将食指指腹紧贴耳郭内层，拇指贴耳郭外层，两手指顺着耳郭的形状，不分高低凹凸，相对捏揉。如果感觉有结节或者疼痛、不舒服的地方，说明该处相对应的器官或肢体有病变，适度多捏揉一会儿。经过多次揉捏后，感觉痛点消失了，这就说明病情有了好转，可以继续揉捏一段时间，以巩固疗效。

这个方法有强肾健脑、明目聪耳之效，对防治头痛、头昏、颈椎病、心慌、胸闷、腰腿痛、阳痿、尿频、便秘等疾病也很有帮助。

（二）拎耳屏

耳屏就是遮挡在耳孔前方的突起部分。将双手拇指放在左右两耳的这个部位，然后用拇指、食指由内往外提拉，力道由轻到重，以感觉不痛为度。每次3～5分钟。此法对改善头晕、头痛、耳鸣，以及神经衰弱疗效较好。

（三）扫外耳

用两手将耳朵从后往前扫，扫的过程中自己能听到"嚓嚓"声。15～20下为一次，每日可做多次。此法有强肾健体的作用。

（四）拔双耳

将两手食指伸直，放入两耳孔，顺时针旋转180度，此时耳中会伴有"啪啪"鸣响，反复3次后，立即拔出。每次可拔3～6下。此法适用于耳鸣及听力不灵敏者。

（五）按耳窝

先按压外耳道开口边的凹陷处，15～20下，直至按压处感觉有明显的发热、发烫感。然后再按压上边凹陷处，同样来回摩擦按压15～20次。此手法可刺激心、肺、气管、三焦、脾、胃、肝、胆、大肠、小肠、肾、膀胱等反射区，可以防治这些脏腑的许多疾病。

（六）养摩全耳

先将两手相对摩擦发热，然后按摩耳朵正面，再向前反折按摩其背面，反复进行5～6次。此法有疏经通络的作用，不仅有健肾的功效，对全身脏器也有保健功效。

以上6种按摩手法，可以选择其一二，也可以每次全用。每次按摩完耳部后，如果配合干梳头，效果会更好。不仅能提神醒脑，促进脑部血液循环，还能降低血压。老年人经常做，还可以防治脑动脉硬化、脑血栓等病症。

二、小便踮脚，强肾固精好处多

现在的人是越来越"懒"了，出门坐车，有什么事打电话，上班也是一坐就是一整天。人看着是比以前轻松多了，可问题也来了。由于缺少运动，又长时间坐着，下肢的血液回流就会受到阻碍，男性得肾病、泌尿系统疾病的概率也随之升高了。

有一个好办法可以帮助大多数男性朋友们摆脱这个烦恼，那就是多做踮脚尖运动，特别是在小便的时候做，强肾固精的效果更好。

去过日本的男性朋友不难发现，日本很多卫生间里男人的小便池位置都设得比较高，日本男人每次小便的时候都要踮起脚尖才行。不知内情的人可能会抱怨这样的设计太不人性化了。

事实上恰好相反，这并不是厂家的安装失误，而是有意为之，是深谙养生之道的日本人为了提高男人肾功能而想出来的养生之法。原来，男人小便时多踮踮脚，可起到益肾强精的作用，对于改善性功能效果突出。

不光是日本，我国也很早就认识到踮脚对于养生保健的重要性，并发明了相应的保健操。在我国古代养生家发明的八段锦中就有"背后七颠百病消"的踮脚运动。做法是：先让双脚足跟慢慢踮起，以前脚掌支撑身体，并保持直立姿势，然后用头用力向上顶，之后再让足跟着地，恢复立正姿势。如此反复七次。此法经常练习，有通行气血、提神醒脑的作用。

如果将这种方法运用在小便时，还可以起到强肾健体的功效。有的朋友可能就会问了："为什么小便时踮踮脚就能起到强肾的作用呢？"我们先从经络的角度来分析。

很多人都知道，我们下肢有三条主经脉通过，分别是足太阴脾经、足少阴肾经和足厥阴肝经。这三条经络都是从足部出发，经过下肢内侧，上至胸腹部。别看只是踮踮脚这样的小动作，它有利于疏通这三条经络的气血，使阴阳相交，能提升中气，有醒脑强肾的作用。特别适合于用脑过度引起的头晕、头痛或突然站立而感觉眼前发黑、发晕的人经常练习。

从现代医学的角度分析，男性在小便时踮踮脚，双侧小腿后背的肌肉由于收缩而挤压出的血流量，可促进下肢血液回流，增强盆底肌肉的强度。男人们如果在每次小便时都做做这样的踮脚动作，可增加阴茎勃起时海绵体的充血量，并减少血液回流，可提高阴茎硬度和维持勃起时间，对提高性功能是大有好处的。

▼ 治疗前列腺肥大的小诀窍

经常会有前列腺肥大的患者来找我治疗。每次，除了开药方，我还会教他们一个小诀窍，其实就是让他们在小便时练习踮脚。有不少患者坚持练习一个月后，就明显感觉排尿比以前顺畅了；再坚持半年后，不仅前列腺疾病彻底治愈了，而且肾功能也比以前强多了。所以，大家如果感兴趣，不妨试试，只要坚持练习，一定会有所收获的。

不过，在做这个运动时，注意足跟踮起可尽量慢一点，但足跟落地的速度可快些，以使全身震动。做的时候，要注意配合呼吸，足跟提起时吸气，落下时呼气。每天可多做几次，除了小便时可以做，走路时也可以踮踮脚，行走百步，效果也很好。

老年朋友在做这项运动时，一定要注意站姿，以免身体因重心不稳而摔倒。有骨质增生及骨质疏松的患者建议不要做，可采取其他的健肾方式，比如说穴位按摩、针灸等。

三、吐故纳新，益肾强肺一举双得

吐故纳新，顾名思义，就是将体内的污浊之气排出体外，然后再把新空气吸进体内。吐故纳新益肾功，是我国远古时期发明的一种养生回春术。

方法是：早晚面向正南方向，吸气时尽量憋气，用鼻深吸，想象着空气通过鼻孔进入肺部，然后灌溉到五脏六腑，渗入四肢百骸，然后再尽力一吐，将肺内污浊的空气排出体外。然后再吸气、吐气，往复几次。经常练习，有强身健体、预防疾病、延缓衰老、强肾益精的功效。

对中医学理论有些了解的朋友可能会问了："肺主呼吸，吐故纳新，这跟肾有什么关系呢？"看似无关，实则关系大着呢！

我们知道中医上有五行对五脏的说法，肺属金，肾属水，而金生水，水又润金，所以肺和肾的关系是金水相生的关系。在临床上，肺和肾在病理上也是相互影响的，当人体出现肺肾阴虚或者肺肾气虚时，需要肺肾同治才行。

所以，这肺和肾其实就像是难兄难弟一样，一荣俱荣，一损俱损。"哥哥"变强大了，紧随其后的"弟弟"也不会太差；但是，只要"兄弟"中的一个出现问题了，必定会殃及另一方。

我们今天讲的吐故纳新益肾功就是一个帮助"两兄弟"都变强大的办法。只不过，这种古代的养生方法在经过后人的不断实践和发展后，慢慢衍生多种锻炼形式。其中最常见的有以下四种，大家可选择其中的一种或多种练习。

（一）腹式呼吸法

练习时坐着、站着都行，先将两手放在自己肚脐下，慢慢吸气，然后在刹

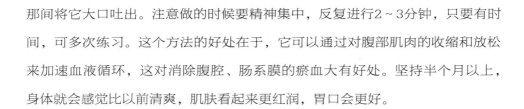

那间将它大口吐出。注意做的时候要精神集中，反复进行2～3分钟，只要有时间，可多次练习。这个方法的好处在于，它可以通过对腹部肌肉的收缩和放松来加速血液循环，这对消除腹腔、肠系膜的瘀血大有好处。坚持半个月以上，身体就会感觉比以前清爽，肌肤看起来更红润，胃口会更好。

（二）吸缩呼胀法

站着或坐着练习皆可，先尽力呼气，将肺中的浊气排出，然后将肌肉放松使全身力量消除，接着再尽力吸气。吸气时将腹部用力往里收缩到最大程度，之后再放松肩部，慢慢将空气吐出。反复进行2~3分钟。注意吸气时，不要用嘴吸气，将舌尖贴在上齿后面；吐气时舌头则要附于下颌，用嘴来吐气。练习时要集中精力，想象着气体流经体内的每个角落。

（三）提肛益肾法

这个方法很简单，练习时先坐在椅子上，闭上眼睛，集中注意力，然后慢慢地在肛门上用力，再使用一口气将它缩紧，之后再立即将力量放松，让肛门松弛下来。之后再收缩、放松、收缩，如此反复进行3分钟。每天练习，你的括约肌会变强，不仅肾功能会提高，还有延缓衰老、永葆青春的效果。

（四）回春式呼吸法

这个方法是将以上三种锻炼方式结合起来的益精法，练习时先吸气使腹部尽量凹下去，同时尽力收缩肛门，然后再慢慢吐气，使腹部及肛门处肌肉松弛。反复练习此法，益肾强精的效果十分理想。

四、揉按丹田，强肾固本康寿来

　　我们常常讲肾精，那么肾精在哪个位置呢？就在我们人体的下腹部，也叫下丹田。有人会问了：丹田还有上中下之分吗？

　　确实有。上丹田位于我们的两眉之间，又称为"泥丸宫"；中丹田呢？就是我们胸口膻中穴的地方，古人认为这里是人的宗气聚集之所；而下丹田则位于脐下至关元穴处，是精气聚藏的地方。通常，我们所说的丹田实际上是指下丹田。

　　下丹田具体在哪里呢？一般人都只知道它大概的位置是在肚脐下，准确地说，是位于肚脐下1.5寸的地方。我们知道脐下3寸处有一个穴位就关元穴，下丹田就是肚脐与关元穴连线的中点上，这里是肾精所藏的地方。

▼ 为什么要意守丹田呢？

　　其实就是想强壮我们的肾。《黄帝内经》讲肾是"作强之官，伎巧出焉"，这个"作强"，就是精力充沛的意思；"伎巧"，就是富有智慧之意。

　　古人认为，经常意守丹田，能够将更多的血液灌注在丹田的这个位置，然后转化成肾精储存起来，不让它轻易耗费出去。然后，一部分肾精变成骨髓，填充到督脉，也就是我们常说的脊椎，最后再进入大脑，成为脑髓。人只有脑髓充足，才能获得智慧，使人精力充沛，头脑聪明，也才能真正实现健康长寿。

　　不过，意守丹田并不是那么容易做到的，必须先排除一切干扰。除了外界的干扰外，还要清扫体内的浊气、浊水和宿便。这些东西清理掉了，新鲜血液才能下聚到丹田，保精、养精的作用才会更好。

　　有人说："我也觉得意守丹田对身体有好处，可我总是注意力不集中，其他方面也从不加以节制，还有没有别的什么好办法呢？"

当然有，我们可以改用按揉的方式，也能起到强肾固本的作用。方法是：两手交叠，将手掌心覆盖住肚脐至脐下三寸处，用手掌心的劳宫穴对准丹田处按揉。先顺时针按揉60次，再逆时针按揉60次，按完之后会感觉丹田处有温暖、发热的感觉。大家知道，肾精最怕的就是寒邪，所以经常按按，可以暖肾精。

按完丹田后，再找到命门穴。命门，这个名字取得非常形象，它就像我们的生命之门，主管着生命的开阖。我们把它守住了，才能真正守住精气，不让它外泄。命门穴就在人体的后背上，与肚脐相对的正后方，方法同按揉丹田一样。也是先顺时针按揉60次，再逆时针按揉60次。

多按按下丹田和命门穴有温精、保精，防止精气外泄的作用。按揉的时间可以选择在上午卯时或下午酉时进行，也可以每天的早晨或者晚上各按揉一次。每次按揉120次以后，都会感觉下丹田和命门发热、温暖。经常"侍候侍候"这两个地方，不光能强肾，还有延年益寿的作用，非常适合中老年人锻炼。

还有一种方法也很好，适合年轻的朋友，那就是"蹲行炼丹术"，也就蹲步走。很简单，就是蹲下来，双手抱膝，然后通过腰部发力，往前"走"。当腰部成了行走的原动力，全身的气血为了支持它，就会"不约而同"地聚集到小肚子处。人就会感觉肚脐和腰处热热的，很舒服。这种方法除了能强肾固精，对胃寒、便秘、前列腺疾病、妇科病、男科病等都有很好的预防和治疗作用。

有的朋友怕蹲着走累，身体吃不消，可以先将手搓热了，然后再将温热的掌心捂住丹田处，将意念守在温热处，也能将气血引到丹田处来。有人说，我拿个热水袋代替手掌心行不行呢？也行，只要能让丹田处感觉到温热就行，然后把全部的心思都放在上面，这样里面的气血就会自己动了，就这么简单。

上面的几种方法，大家可以根据自己的体质和当时所处的环境来进行选择，看哪种方法更适合自己。方法选好了，接下来就是要持之以恒地练习了。

五、金鸡独立：恢复精力的好方法

老年人年纪大了，毛病也就多了。这是因为，随着年龄的增长，人的脏腑功能会慢慢地衰弱，阴阳逐渐会失去平衡，气血也会渐渐失调，到达一定的程度后，就会引起全身性、多系统、循序渐进的功能衰退。这时候疾病也就接踵而至了。

有人就会问："既然如此，那么有没有什么办法可以调节人体的阴阳平衡，增强人体脏腑功能呢？"

现在有一种保健方法很受中老年朋友的欢迎，我个人也觉得不错，那就是金鸡独立。做法也很简单，在家里的地板上或者室外的平地，甚至在等电梯的时候，两手自然垂下，单腿站立，用自己的意念支持身体不倒。

刚开始练习的时候，您可能只能坚持几秒或几十秒，但没关系，慢慢练，坚持的时间会越来越长。注意练习一会儿后，再换另一只脚。每天早晚各做一次。

练习金鸡独立对中老年人益处多多。从中医理论来讲，金鸡独立，有引血归元的功效。我们知道，人的气血是不断循环往复的，通过经络从心脏流向全身，又从全身汇聚到心脏。

▼ 为什么说"人老腿先老"？

人的四脚末梢，即手和脚，是离心脏距离最远的，也是最容易出现供血不足的地方。很多人一年四季，总是手脚冰凉，其实就是这些部位气血供应不足导致的。

要想让手脚气血充足起来，最好的办法就是从经络入手。比如说人的腿。人的腿上就有三阳三阴六条经络经过，即足少阴肾经、足厥阴肝经、足太阴脾经、足阳明胃经、足太阳膀胱经、足少阳胆经。经常做"金鸡独立",腿部站立时就要用力,大量的气血供应到腿部,有助于打通这些经络。

同时,人的注意力集中在腿部,也可以引血下行,把气血引到脚部。而气随血至,气血下行后,收于肝经的太冲穴、肾经的涌泉穴和脾经的太白穴,能够使这些经脉所主的脏器功能得到快速恢复和增强。那么人就会觉得精力充沛,胃口大开,神清气爽。

长时间坐着工作的朋友,或者本身就不爱运动的朋友,可以经常练习练习。这部分人群最容易出现腿部经络不通的情况,所以常常会觉得腿酸、麻、痛。尤其是中老年人,由于腿部长时间经络不通,气血就没办法达到脚底,人就会感觉腿没劲,就会出现"人老腿先老"的情况。

另一方面,气血不能下达到脚部,它就会往头顶走,这时人就会感觉头晕头痛。如果是腿部肝经不通,肝气上逆,人就容易得高血压。所以,经常练练"金鸡独立",还有预防和治疗高血压、偏头痛的作用。

有段时间,楼下的刘阿姨跟我说自己腿疼有好一阵了,血压也高了,吃了药感觉好一点,可药一停,病又犯了。我说:"我教您一个方法,不吃药不打针,更不花钱,要不您试着练练?"刘阿姨一听乐了,说:"就知道你有办法!快说说,什么好法子?"接着,我把"金鸡独立"的练习要领告诉她,让她练一段时间看看有没有效果。

刘阿姨坚持练习了三个月,刚开始连两秒都站不住,现在站两分钟都没问题。最重要的是,现在不仅腿脚比以前利索多了,腿不酸也不痛了,爬个楼梯也没问题了,而且血压也一直保持在130/85左右,头痛的老毛病也没再犯过。

后来我每次看见她,都是精神焕发、心情舒畅的,看起来完全不像是快六十岁的人。可见，这"金鸡独立"坚持练习还是很有效的，建议大家试试。

　　有的人或许会问："只是这样一个简单的运动，效果就能这么好？"的确，我们千万不要小看了日常生活中的一些小细节。持之以恒地把这些细节做好，就能减少很多的病痛，人才能更健康、更长寿。

六、适度慢跑，提高性生活质量有奇功

　　我有一个习惯，就是每天吃早饭之前或者吃完晚饭后，会看一会儿医学方面的期刊，了解一下最新的医学研究成果。据报道，美国曾进行过一项长达10年之久的"马萨诸塞男性衰老"研究，发现长时间坐着的男性得阳痿的概率更高，而每周跑步3小时以上的人，患阳痿的概率则可以降低30%左右，性爱能力会年轻2~5岁。

　　美国另一项调查也发现，经常慢跑的人性生活质量更高，次数也更多。另外，研究者还发现，人在运动时，体内会分泌出一种令人心情振奋的内啡肽物质。这种分泌物不仅能让人产生愉悦感，让人忘掉一些令人烦恼的事情，还可以大大地增加一个人的性吸引力。

　　为什么慢跑会有这样的效果呢？这是因为经常慢跑的男性，他们的骨盆肌和阴茎附近的肌肉得到了充分的锻炼，肌肉收缩力和张力更强，使得这些部位的血流速度加快，触感变得更加敏锐，性生活快感更强。

　　另外，适量运动还可以提高人体的性激素，特别是男性体内的睾酮含量，有助于改善情绪，增进性兴奋。

▼ 你会跑步吗？

有人会说了："既然跑步这么有好处，那就跑呗，谁不会呀！"跑步确实是一项最常见又容易操作的运动方式，可以每天进行。但跑的时候，大家要注意一下姿势，最好配合呼吸节奏进行。

慢跑时，放松全身肌肉，两手微微握拳，上臂和前臂弯曲接近直角，身体略前倾，双臂前后摆动。双脚前脚掌先着地，落地要轻。这样做可以经过足弓的缓冲，防止身体震动，能有效减少脚跟疼痛、头晕、腹痛等症状的出现。

跑步时，最好用鼻呼吸，若鼻不够用也可用鼻口联合呼吸。这样可以防止空气直接刺激咽喉和气管，导致恶心、呕吐和气管炎的发生。跑步的时候步调与呼吸默契配合很重要，一般是两步一吸，两步一呼，有的是三步一呼，三步一吸，这个要看个人身体状况来定。

当然了，慢跑的方式和节奏可以根据跑步者的自身情况进行调整。比如说，平时很少锻炼的人，或者体质比较差的人，刚开始可以采取快步走与慢跑相结合的方式，再逐步减少走的次数，增加跑的距离，直至完全能跑了为止。原本就常运动的，体质很好的，可以直接进行慢跑锻炼。

大家在跑的时候要注意保持适当的速度，以面不红、心不慌、口不喘，能边跑边与人说话为宜。慢跑快结束时，不能猛一下停下来，最好有缓冲的过程，速度要慢慢降低，以免造成心脏和大脑暂时性缺血，而引起头昏、恶心、呕吐等症状。连续运动的时间也不宜过长，最好不要超过两个小时，否则会适得其反。

在这里，我建议大家慢跑而不是其他激烈的运动方式，是因为它确实可以起到强肾健体的效果，还不会让人感觉很累。在慢跑的同时，人们还能享受因运动而带来的心灵的宁静，特别适合中老年朋友。

七、十指梳头，治疗青年白发快又好

在常人看来，年轻人的头发就应该是乌黑发亮的，只有老年人才会白发苍苍。可是，现在有些人年纪轻轻的就已经有很多白头发了。实际上，这与年轻人压力太大、肾精不足有关。

头发生长得好不好，全靠气血的供养。而气血充盈与否又与肾脏有关系。肾主藏精，精能化血。如果肾脏虚弱、肾精不足，就无法化生阴血，阴虚血亏，头发就会因失去滋养而枯黄、变白、脱落。所以，年轻人早白发的根源还在于肾。

要改善年轻人早白发的情况，有一种办法值得一试，那就是十指梳头，也就干梳头。关于干梳头的好处，很多古籍都有明确的记载。比如说明朝的《焦氏类林》中写道："冬至夜子时，梳头一千二百次，以赞阳气，经岁五脏流通。名为'神仙洗头法'。"明代《养生论》也说："春三月，每朝梳头一二百下。"宋代大文豪苏东坡对此也深有体会，他说："梳头百余下，散发卧，熟寝至天明。"

在我的临床治疗中，遇到早白发的患者，我也会推荐他们试试这个方法。记得有一位患者朋友的经历很让人感慨，他是一位刚毕业的大学生。有段时间，他父亲因病去世，家里为了给父亲看病，积蓄都花光了，还借了很多债。而他一连找了好几个月的工作，都没找到合适的。

他告诉我，那个时候精神压力特别大，饮食、作息都毫无规律，情绪状态也不好，很快头发就白了很多。后来，他靠自己的努力进了一家外企工作，收入高了，很快就把债还清了。可是白头发却一根没少，反而更多了起来。他决定找中医看看，于是来到了我的诊室。

我详细了解了他的情况后，对他说："你呀，就是长期压力太大，生活又没有规律引起的肾亏，而肾亏的人是很容易早白发的！以后要注意调节自己的心理压力，适度让自己放松放松。回去后，多吃点补肾的食物，像黑木耳、黑芝麻、板栗、桑葚等都很好。"

"另外，每天早上起床后，用十指干梳头，对改善和治疗早白发也很有帮助。做法很简单：十指张开，自然放松，十指指腹稍用力，从前往后对头进行梳理，注意用力的大小以做完后感觉头皮微微发热为度。如此进行3遍，然后再用十指指肚均匀地揉搓整个头部的发根，先从前到后，再从左到右，尽量让整个头部都要揉到。最后，指腹用适当的力量挤压按摩头皮，注意手法要轻，用力要柔，忌用猛力，以免挤伤头皮。"

这位年轻人回去后，按照我教的方法，每天早、中、晚各用手指梳一次头。坚持做一段时间后，果然发现白发头少了一些。坚持半年后，原来的白头发都不见了，又回到了乌黑亮泽的状态，人也变得比以前自信帅气多了。

▼ 为什么十指梳头能起到预防白发的作用呢？

从中医的角度来讲，头发早白，就表明我们的头部气血供应不充足，血液循环不通畅，头发得不到充足的滋养自然就白了。我们都知道，人的头部是经络气血汇聚之处，正如《黄帝内经·素问·脉要精微论》所言："诸阳之神气皆上会于头，诸髓之精气皆上聚于脑，头为精明之府。"

用手指干梳头，就像拿着小银针，对这些穴位以及穴位所在的经络进行"针灸性"的按摩和刺激一样，可以起到疏通十二经脉、促进大小周天气血循环的作用，还能调节大脑神经，增强大脑细胞的新陈代谢。所以，经常用手指干梳头，对于头发的滋养和稳固是十分有帮助的。

我认为，青年早白发并不可怕，可怕的是对自己早早地就失去了信心。只要大家找到了好的方法，并坚定治疗的信心和决心，有耐心地坚持，相信让头发回复乌黑亮泽并不是一件遥不可及的事情。

常用的补肾功法

在很多人的观念里，肾虚了就要补，而且补肾最直接、最行之有效的方法就是吃补药，可结果是补药吃了不少，仍有不少患者发现肾还是虚，甚至比之前更虚。其实，补药并不是吃得越多越好，吃多了身体消化不了反成了负担，吃不对还会起反作用。在这里，我向大家推荐几种适合所有肾虚患者的补肾功法，坚持练习，不仅有补肾健体的功效，还能让人神清气爽，精力充沛。

一、叩齿功，滋养肾精强筋骨

虽然许多人每天坚持早晚刷牙、饭后漱口，可是还没步入老年，牙齿就开始松动、掉落。这是肾精不足的表现。中医认为肾主骨生髓，肾的作用就是支持骨骼生长和生成。而牙齿也是人体骨骼的一部分，如果肾脏气血不足，会直接影响着牙齿的坚固程度；如果肾气充沛，牙齿就不易脱落。

那么肾精不足该如何调理呢？在教大家诀窍之前，先讲一段我的个人经历。

有一次，我与一名老中医一起去爬山。老人家已七十余岁高龄，可爬起山来健步如飞，连我都感觉气喘吁吁、疲惫不堪，他却脸不红、气不喘，还能谈笑自如，声如洪钟。惭愧之余，我向他请教养生之道。他只告诉我五个字："叩齿咽津法。"

接下来，与他同行时，总能不时地听到旁边"咕咚"一声咽口水的声音。可见，这位老人家已经将叩齿咽津法融入到日常生活当中了，随时咽津以滋养肾精。

"叩齿吞津"是我国传统的养生术之一。《杂病源流犀烛·口齿唇舌病源流》说："齿者，肾之标，骨之本也。"所以古人认为健齿可以强肾健体，延年益寿。

据史料记载，一千四百多年前梁武帝时的名医陶弘景，每天起床后第一件事就是叩齿，所以年过八十了，牙齿还完好无损，身体健壮；明朝的冷谦，活了一百五十多岁，他的长寿之道就是"每晨睡醒时，叩齿三十六遍"；宋代大文豪苏东坡也有叩齿养生的习惯，每天半夜刚过，他就披上衣服，面朝东南盘腿而坐，叩齿三十六下，叩完之后立马就会觉得神清气爽。

有的朋友会问了："叩齿之后，为什么还咽津呢？"古人认为人的唾液是"金津玉液"，它同精、血一样，能滋养五脏六腑，是生命的物质基础。《黄帝内经》曰："脾归涎，肾归唾。"唾液与脾、肾二脏密切相关，将叩齿后产生的大量津液尽数吞入体内，有滋阴强肾、调脾和胃的功效。所以古往今来，中医养生专家十分提倡叩齿咽津这种养生方法。

▼ 叩齿咽津的正确做法

每天早晨醒来后，不要说话，平卧于床上，全身放松，心神合一，呼吸均匀；然后用鼻吸气，口呼气，轻吐三口气；口唇闭合，上下门牙叩击九次，然后依次是左侧、右侧上下牙各击九次，最后上下门牙再叩九次，共三十六次。注意力度要以自己牙齿的健康程度而行。

在叩齿完成后，用舌头在口腔内贴着上下牙床、牙面搅动，用力要柔和自然，先上后下，先内后外，搅动三十六次。这样做可起到按摩齿龈、改善局部血液循环、加速牙龈部的营养血供的作用。注意在搅动的过程中，如果有津液产生，不要立即咽下，等唾液慢慢增多后，再分三次徐徐咽下。

以上就是完整的一次"叩齿咽津"了，建议大家每天早、中、晚各叩齿一次，当然如果愿意，多做更佳。不过，一天当中，早晨的这次叩齿最为重要。因为经过一夜睡眠，人的牙齿会有些松动，这个时候叩齿，既有利于巩固牙龈和牙周组织，还能刺激牙神经、血管和牙髓细胞，让它们保持兴奋和活力。

大家在进行叩齿咽津时，如果口中唾液分泌过多、影响动作时，可将唾液部分咽下，不可吐掉。

如果你是十五岁以下的未成年人，我建议还是不要做叩齿动作，因为这个年龄段的朋友牙齿可能还未发育完全，如果用力过大，反而不利于牙齿的稳固。

已经患有牙病的朋友，叩齿时力度也不能过大，以防进一步损伤牙齿。有严重的口腔溃疡或者口舌糜烂的朋友，建议暂停几日，等口腔炎症痊愈后，再进行也不迟。

二、提肛功，补肾固涩，益寿延年

随着生活水平的提升，很多人都开始重视养生了，除了饮食调养，还非常注意体育锻炼。不过，他们常常锻炼的都是明显的、自己感觉很重要的部位，比如说肢体呀、心脏呀、脾胃呀，往往忽略了身体上一些不容易活动到的部位，比如说肛门。

肛门部位的保养，对人体健康而言，也是不可或缺少的重要一环。现代中医就认为，人们如果经常有意识、有规律地提肛，有调节神经系统、促进全身气血循环、防治多种疾病的功效。

我国古代的长寿秘方《养生十六宜》中就提到"谷道宜常提"，孙思邈也提出"谷道宜常撮"，谷道是什么呢？谷道就是肛门。

古书上的意思都是告诉人们，要配合呼吸做提肛运动，可以帮助气血运行通畅。所以，养生专家多很重视"气道内提"，收提肛门以保元真之气内藏。

提肛运动很简单，且不受时间、地点的限制，坐着、站着、躺着，甚至是行走时都可以练习。练习时，放松全身，将臀部、会阴部及大腿部肌肉收紧，舌抵上腭，向上收提肛门的同时吸气，稍屏息凝神，然后慢慢呼气，缓缓放松肛门及全身肌肉。如此反复进行15～20次，每天做3～5次。长期坚持，养成习惯，就能强身健体。

提肛对尿失禁症有很好的治疗效果。从中医的角度讲，尿失禁其实就是肾阳虚弱造成的。我们讲肾为先天之本，主水司二便。如果肾阳不足，下元就会虚冷。而与肾经相表里的膀胱经由于失去温养，就会引起膀胱气化功能失常，约束无力。

这样，尿液失去了控制，就会自行流出来了。这种情况下，经常做提肛运动，有温经通络、补肾壮阳、固涩缩尿的作用，适用于肾气虚弱引起的各种病症。

痔疮久治不愈，经常复发也是很多人的一大心病。经常练习提肛，有消除痔疮的功效。我们知道，痔疮主要是由于肛门静脉曲张、血液回流不畅所引起。经常便秘，长时间坐卧，或者喜欢吃辛辣刺激食物的朋友容易得这个病。

它虽然算不上什么大病，但如果不彻底治愈，也会给大家的工作和生活造成困扰。通过提肛运动，使肛门有规律地收缩和放松，可促进肛门周围的血液循环，改善血瘀症状，对治疗痔疮、脱肛非常有益。

每天有意识地练习提肛运动，还能够强壮会阴，对改善生殖功能、提升夫妻性生活质量也是大有好处的。中医认为肾藏精、主生殖，肾经循行也会经过会阴部。这个部位是冲、任、督三脉的交会处，足少阴经和少阳经相交的长强穴和腰俞穴等也在会阴附近。

常练提肛功，能促进任脉、督脉、肾经、膀胱经的气血运行，对男性和女性的生殖保健都很有帮助，对治疗前列腺炎、前列腺肥大、小便不利、遗精、滑精、早泄、带下病等病症疗效显著。另一方面，常撮谷道还能锻炼女性整个骨盆底骨肉群，使这些肌肉变得坚实而有弹性，对增强性感受能力、提高夫妻性生活质量也很有帮助。

三、打坐功，古人保肾固精的不传之功

说到打坐，很多人都会认为这是吃斋念佛的人才会做的事情。如果你也是这么认为的话，那么你就大错特错了。不知道大家有没有练过瑜伽，瑜伽中就有很多类似打坐的动作，作用就是帮助大家修身养性，强身健体。

实际上，我国古人很早就注意到了打坐的作用，并将它运用到日常养生中。

据《庄子》一书记载，黄帝曾向一名叫广成子的人询问长寿之道。广成子说："无视无听，抱神以静，形将自正。必静必清，无劳汝形。无摇汝精，无思虑营营，乃可以长生。目无所视，耳无所闻，心无所知，汝神将守汝形，形乃长生。"

这段话的意思是说，人闭上眼睛，什么也不看什么也不听，持守精神保持宁静，形体自然顺应正道。尽力保持清静，不要让身体过于劳累，也不要精神处于动荡恍惚状态，这样就可以长生。

金元时期的名医朱丹溪，也常用这个办法来控制欲望，保肾固精。他在《格致余论》里强调说："心动则相火亦动，动则精自走，所以圣贤只是教人收心养心，其旨深矣。"意思是说，人如果放纵自己的欲望而不加以控制，那么精气就会流失。圣贤之人常常教导我们要修身养性，这是很有道理的。

南宋时期的大诗人陆游活到了85岁，这个岁数在我们今天看来并不算稀奇，但在当时来讲可算得上是寿命很长的了。他年轻时就开始修道学禅，经常打坐，这个习惯一直持续到晚年，所以到了老年，身体仍然健壮，并且头脑灵活。

▼ 如何正确打坐？

我们先说说打坐的姿势。打坐时，最好是盘腿而坐，散盘、单盘、双盘都可以。如果是初次打坐，可以从散盘开始，就是左右腿随意盘着，而没有交叉或叠压。

练习一段时间后，可以尝试着单盘（一条腿压在另一条腿上），然后双盘（两条腿交互叠加），循序渐进。如果你的腿部柔韧度好的话，也可以直接从双盘开始，双盘练气效果比散盘和单盘都要好一些。

在盘腿前，大家可以先伸直双腿坐在垫子上或者地上，然后身体向前倾，用两手臂向前伸直触碰脚尖，然后再慢慢坐直，反复几次之后，把腿双盘上，这样可以锻炼腰部的柔韧性，坐得时间久了，也不容易感觉累。

腿盘好了之后，身体保持自然直立，双肩自然垂下，腋下悬空，放松全身，两手虎口相交放在肚脐上，也可以自然放在腿上。在打坐的过程中，尽量让身体从头到脚的每一个部位彻底放松，然后什么都不要想，让自己进入一种无意识的状态，就可以了。

我有一个朋友，有段时间被一些生活琐事搞得焦头烂额，总是忍不住大发脾气。我建议她抽时间打打坐。她练了一段时间，确实有效果。不过，每次腿盘之后，总感觉从脚后跟到膝盖这一段隐隐作痛，特别是脚后跟的地方，不知道这是怎么回事。她描述的部位正好是肾经经过的地方，这说明她的肾功能不太好。我告诉她每次打坐前，先揉揉这些疼痛的部位，再盘腿。她试了一下，果然不再疼了。

其实打坐的过程也是找病的过程，感觉哪里不舒服，就要积极查找原因，提早为身体做准备。在忙完了一天的工作，或者寒冷的冬季，人习惯在屋子里待着。这时就可以练练打坐，找找病灶，不仅能防病治病，还能强肾健体。

四、扭腰功，辅助治疗泌尿、生殖系统疾病

人到了一定的岁数，就怕得各种泌尿和生殖系统疾病。得了这些病的朋友大多寄希望于药物治疗，可俗话说得好："是药三分毒。"药吃得多了，病是好转了，可身体也积累了不少毒素。这些毒素排不出去，又会引发其他疾病，于是形成了恶性循环。

而且，药物吃进肚子里，首要经过肠胃的消化、吸收，然后才会到达病痛

所在的部位。对于老年朋友而言，他们的肠道和脾胃功能已经开始走下坡路了，长期吃药的话，不仅药物吸收率低，还会加重肠胃负担。所以，我在给患者看病时，不会轻易开药，特别是老年患者，我会给他们推荐一些既对病情治疗有帮助，还能强身健体的运动方法，比如说扭腰功。

扭腰功是一套非常实用、简单易学、效果迅速的锻炼方法，练习不受场地、时间的限制。不管是在家里、办公室，还是在其他场合都可以练习。我们知道，脊椎是人体运动的轴心，而腰正好是这个轴心的关键部位，经常做做腰部运动，有助于保持脊柱的灵活性，还能促进腹腔、盆腔以及四肢的血液循环，对改善胃肠、肾脏功能，治疗生殖系统、泌尿系统的疾病，如前列腺炎、膀胱炎和妇科类疾病都很有帮助。

▼ 扭腰功的练习方法

双脚张开，与肩同宽，身体微微向前倾，双脚脚趾向内弯曲，做抓地的运动；然后，用力撑开双手，掌心朝内护在肚脐下方，也就是我们所说的丹田处，两只手的拇指和食指相对，形成一个空空的方形，双肘保持90度左右的自然弯曲，这样手部用力时可以保持在一个相对固定的位置上；接下来，以脊椎为轴心，两胯带动整个臀部先向左做180度的圆形扭动，连续扭20圈后，再向右做同样的扭腰动作。

注意在扭腰的过程中，双肘和双手要放在原位置固定不动，嘴巴要微微张开，与鼻孔一起呼吸，不能紧闭。刚开始练的时候，最容易犯的错误就是手臂和手不固定，跟着腰一起扭，这样就收不到理想的效果。

记得一位退休老干部得了前列腺炎，在我这儿治疗。我给他针灸了三次，并开了一些消除炎症的药物，症状是减轻了，但感觉还有些腰酸和全身乏力。我建议他把药停了，针灸也不用再做了，自己在家多做扭腰功就行了。为了把病彻底治好，他每天坚持练扭腰功，早、中、晚各练一次。

刚开始练时，他没有掌握好要领，扭腰的时候全身都跟着一起动，双手也没有固定在腰部，做起来毫不费劲，所以没起到什么效果。后来我纠正了他练功的姿势，告诉他扭动腰部的时候手臂要固定不动。如此一来，他做这个动作感觉费劲多了，一会儿就脊椎发热，汗流浃背了。最初只能坚持3分钟，慢慢地增加到5分钟、10分钟、半小时。

坚持了一个月之后，他明显感觉腰部没以前痛了。坚持半年后，他的前列腺症状好了很多，头发掉得也少了，身体也感觉比以前有劲儿了，他觉得这段时间的坚持非常值得，并推荐朋友也试试。

所以，大家在练习的时候，要注意固定手肘和手的位置，不要让它跟着一起动。还有，扭腰的同时，注意双脚脚趾要紧抓地面，这样有助于打通腿部经络，肾气提升更快，效果会更好。

还有，在练习扭腰功时，注意动作不要太快了，而且不要在刚吃饱饭后做，休息半小时后再进行。刚开始练的时候，可能会感觉有些吃力，可以根据自己身体的状况安排运动量。

虽然说扭腰功益处多多，但我建议有胃下垂、高血压或者心脑血管疾病的朋友要慎重考虑，以免加重病情。如果确实想练，建议先咨询一下医生，在医生的指导下进行为好。

五、贴墙功，贯通督脉，快速提高肾功能

有一对中年夫妻找我看病，两人经常感觉腰酸背痛，妻子有严重的便秘、

失眠，丈夫有阳痿，夫妻生活基本没有。我给他们施过几次正骨和针灸，效果不错。在后期的恢复阶段，我建议他们练习扭腰功和贴墙功，贯通督脉，快速提高肾功能。

夫妻两人每天各练两次，时间从刚开始的十分钟慢慢增加到一个小时。不到两个月，两人都感觉腰酸背痛感消失了，妻子的便秘、失眠和丈夫的阳痿都好了，夫妻生活规律了，质量也提高了，感情自然融洽多了。

扭腰功前面重点介绍过了，就不再多说，这一节我们来学学贴墙功的练习方法。贴墙也叫蹲墙，是一个看似简单，实际上对初学者来讲，还是有些难度的健身方法。说它简单，是因为蹲墙只有两个动作步骤，一是面对墙壁，二是下蹲上起；说它有些难，是因为许多人容易出现动作不规范的情况，影响锻炼效果。

▼ 如何练习贴墙功？

初学者先不用贴墙，原地试蹲一下，缓缓地下蹲上起，注意下蹲时脚掌和脚跟不要离开地面，大腿和小腿尽量贴近一些，上起时站直身体。如果感觉有些困难，比如说膝关节疼痛，那就先不要着急练习贴墙；如果感觉没有什么不适的话，找一面光滑度好一点的墙壁来练习，粗糙的墙壁容易把鼻子擦痛。

墙壁找好后，注意调整双脚之间的距离以及脚与墙壁的距离，如果你担心上起时太吃力，身体受不了，可以把双脚稍分开一点，脚与墙的距离稍离远一点，这样蹲起的难度就小一些。离多远以尽自己的力量能蹲下而上起时又略感吃力为度。

找准了合适的距离后，接下来就是正式的练习了。注意让头部正向墙壁，下颏略往下收，大腿和小腿尽量贴合，然后再闭上眼睛，下蹲上起，这样为蹲墙一次。蹲起的具体数量看个人的身体素质，身体能承受得住的，可以多做点，多多益善。

初学者刚开始练习时，可能会有些吃力，不过经过一段时间的锻炼后，随着周身气血充足，特别是脊柱和腰部松软程度的提高，下蹲上起时就会感觉轻松多了。这时，就要适当给自己增加强度。

如果之前每天只蹲30个，那么现在可以增加到40个，过两天蹲起50个，再过两天60个……如此以10个10个往上递增，当你连续坚持一个月后，做到100多个，甚至是200多个也不会感觉太费力了。

我每次做完贴墙功后，会将双手放在丹田处，左右扭扭腰，做做扭腰功。这样做，护腰强肾的效果更好。

这是因为扭腰功主要以练肾气为主，肾气足了精气自然就足，精气充沛则神气旺，这对心、肝、脾、肺等脏腑的调养都大有好处；而蹲起功利用一蹲一起的动作拉伸了全身筋经，将全身十二大经络全部贯通，尤其是背部的督脉，腿上的肝经、脾经、肺经和膀胱经等，相当于对全身做了一个调理。

就补肾来讲，贴墙功与扭腰功一样，都是不错的锻炼方法，一般肾气不足的人在练习前是很难完成整个贴墙动作的。如果在经过慢慢练习加强后，能坚持做数个而不感觉特别费力的话，则说明你的肾功能通过练习已经得到提高了，接下来如果能继续坚持做，补肾益肾的效果会更明显的。

六、搓腰功，激发腰部阳气效果好

我有一位远房亲戚，年纪比我稍长，早年前做水产生意，一年四季风里来雨里去，落下了腰痛的病根，特别是一到冬天，手脚就变得冰冷，腰更是疼得

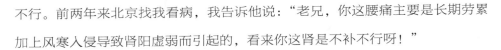

不行。前两年来北京找我看病，我告诉他说："老兄，你这腰痛主要是长期劳累加上风寒入侵导致肾阳虚弱而引起的，看来你这肾是不补不行呀！"

"那你看怎么补好呢？"

"你这种情况光吃药还不行，我教你一套搓腰功，回家多练练，补肾治腰痛效果不错。"

接着，我把搓腰功的锻炼方法告诉他，考虑他平时工作特别忙，我要求他每天早上起床后和晚上睡觉前各花半小时，坚持练习。他按照我的方法，坚持了两个月后，不仅腰痛好多了，每次做完后，腰部感觉热热的，手脚也感觉暖和起来了。从那以后，再冷的天，也不觉得特别怕冷了。

搓腰功分为搓、擦捏、摩、叩、抓6步，具体做法如下：

第一步，搓腰

坐在椅子上或者床沿上，放松身体，将两脚分开，保持与肩膀相近的宽度，然后两手掌相对搓热。感觉手有温热感从掌心冒出时，放在腰眼部位用力揉搓。揉搓的范围尽可能大一点，不仅对腰肾有好处，对尾骨部位也能起到按摩的作用。搓的时候，注意调整呼吸，尽可能让呼吸得深一些，增强肾功能的效果更好。

第二步，擦腰

以两手掌的掌根部位为着力点，紧贴腰部，上下擦动，动作既要饱含力量，而且要迅速，直到腰部感觉到发热为度。此法有补肾益气、滋阴壮阳的功效。

第三步，捏腰

第一步和第二步完成后，腰及腰周围的经络得到了疏通，所以会感觉有温热感。这时候不要停歇，趁热打铁，用食指和中指继续对命门穴至尾椎处的肌肉进行夹捏。夹捏时，要集中注意力，捏一下松一下，反复进行3~5分钟就可以了。

第四步，摩腰

经过一番夹捏后，命门穴至尾椎穴处的气血被疏通了，但肌肉会处于紧绷的状态，接下来的摩腰动作目的就是让这些肌肉放松下来。先双手微握成拳，拳眼朝上，用手掌背部的指关节突出部分在两侧腰眼处做旋形按摩。先按顺时针方向旋转20圈，再按逆时针方向旋转20圈。左右两边可同时进行，也可以先按摩左边再按右边。

第五步，叩腰

很简单，两手微握成拳，拳眼朝下，用两拳的掌面轻轻叩击命门穴至骶尾部，先左边叩击36次，然后右边按同样的方法叩击36次，力度以不感到疼痛为度。

第六步，抓腰

先两手叉腰，拇指放在腰前，其余四指则自然落在腰侧。然后，用落在腰侧的四指来回抓擦腰部皮肤。两手动作同时进行，各抓擦36次。

这套抓腰功全部做下来一般需要30~40分钟，每天起床后做一次，傍晚5点到7点左右，肾经当令的时候再做一次，每次做完后，腰部会感觉热热的，并伴有微微的腰麻胀感，这是正常现象，说明腰部的气血被激活了，阳气被激发了出来。如此，坚持一个月后，就能明显感受到腰部的变化。

搓腰功是一种很好的腰部保健操，在临床上我常将它作为治疗多种功能性腰痛，特别是肾虚引起的腰痛的体疗方法。为什么搓搓腰补肾的效果就如此好呢？

这是因为常搓腰可以促进腰部气血运行，有助于激发腰部的阳气，把停驻在腰部的寒邪之气赶跑，使腰部得到充分的温煦。长期练习，有培本固元、强壮腰脊的作用，对肾虚引起的腰腿痛、尿频、夜尿多、遗精、阳痿等问题的防治效果也很理想。肾功能不太好的朋友，特别是经常腰痛的朋友建议试试。

第五章

CHAPTER 5

·中医治疗肾虚·
辨证施治，肾虚不扰

经常有患者问我：自己是不是肾有什么毛病呀？是不是肾虚了？可见，人们对于肾虚与否的判断是没有头绪和标准的。其实，我们可以通过一些肾虚的症状来加以判断，比如说记忆力减退、脱发、掉发、须发早白、耳鸣、耳聋、虚喘、腰痛、过敏性鼻炎等等。

当这些症状出现时，我们就要提高警惕了，这极有可能是肾虚的信号。下面重点讲解一下肾虚的各种病症，以及预防和治疗的方法。

特别说明：本章内容中所涉及的方剂或中成药，仅供读者参考，在使用时需要专业医师进行辨证施治，若服用一个月后身体无明显改观，说明并不对症，请暂停服用。

一、记忆力减退，肾不虚了记性好

记忆力下降是一个非常常见的现象，人到中年以后，就容易出现忘东忘西的情况：家里的钥匙找不着，越是重要的东西，比如说存折，总想着放到一个稳妥的地方，却总也找不着，急得满头大汗……

一般来讲，人的记忆力会随着身体各器官的老化而缓慢地下降，这是自然规律，但如果在短时间内记忆力快速下降，那么大家就要注意了，这是身体向我们发出的求救信号！

造成记忆力下降的原因有很多，其中有一个很重要却也容易被大家忽略的因素，那就是肾虚。肾跟我们的记忆力有什么关系呢?《灵枢·海论篇》说"脑为髓之海"，而肾又主骨生髓，您的肾变虚了，那么髓不足以充脑，就会造成脑虚。

脑袋空了，自然就记不住事情了。这种情况下，我建议大家找个有经验的中医大夫看看，让他帮助判断一下是不是肾虚的原因。如果是，建议大家平时要注意多照顾一下自己的肾，不管是从饮食也好、运动也好，还是药补也好，找对了方法，对缓解记忆力下降是很有帮助的。

如果是肾虚引起的记忆力下降，还有一个明显的症状就是头重脚轻，老觉得头痛，脚下浮轻。

记得我有一位中学同学，这些年大家都忙于工作，疏于联系。在去年的同学聚会上，我看见他的时候，差点没认出来。当年意气风发的青年才俊，转眼成了身体肥胖、秃顶、脸色苍白、满脸疲态的中年男人。我开玩笑地跟他说："你呀，这些年光顾着荷包满，把革命的本钱丢了！"

他一听乐了，说："老同学，你说得太对了。这些年，钱虽然挣了不少，可身体是越来越不行了。最明显的记忆力大不如前了，还经常头痛、腰痛，走起路来脚下发虚，跟踩在棉花上似的！你帮我分析分析这到底是什么原因。"

我说："你这种情况明显是肾虚。从中医的角度讲，脑为髓海，而肾主骨生髓，肾虚的话，大脑也会跟着虚，所以你会觉得记忆力下降，还头痛。为什么你会感觉到腰痛呢？腰为肾之府，也就是说，如果腰腿酸痛，就说明你的肾虚了，需要补。还有，肾虚的人，气血不足，那么血液大部分输送到身体的上半部分了，而流向脚部的气血就会明显减少，所以你会感觉头重脚轻，行走无力。"

"你这么一说，我明白了，看来我是该好好调理一下身体了。那有什么好的办法既可以补肾，还能提高记忆力，消除这些不舒服的症状呢？"

其实还是那个原则，治肾虚引起的记忆力衰退还需要辨证来看，像我这位同学就是肾精亏虚型的肾虚。

肾精亏虚的人遇事善忘，精神恍惚，神疲体倦，失认失算，腰膝酸软，骨骼软弱，步履艰难，毛发脱落，牙齿松动，舌质淡舌苔少，脉沉细。治疗时要用补肾益髓、填精养神的方法。大家可以在医生辨证后，方剂选用河车大造丸加减。

具体药物如下：紫河车粉3克（冲服或装胶囊）、熟地黄20克、天冬10克、麦冬10克、杜仲15克、鹿角胶12克（烊化）、淮山药30克、黄精15克、白术15克、淮牛膝15克、黄柏10克、丹参30克、龟板胶12克（烊化）。每天1剂，水煎取600毫升，分3次于饭前1小时温服。

此方有滋阴清热、补肾益肺的作用。在临床上常被用于肺肾两亏引起的虚劳咳嗽、盗汗遗精和腰膝酸软，同时也对记忆力衰退有很好的治疗功效。

如果您也有这种情况，并且身体也没有其他大的问题，那么不妨试试下面这三个食疗粥，或许对改善记忆力会有明显的效果。

（一）同形八福滋补粥

材料：净猪脑100克、净猪肝100克、净猪肾100克、枸杞子10克、杜仲15克、黄芪15克、西洋参10克、陈皮5克、粳米250克。

做法：将上述九种食材同煮为粥。每天1次，空腹食用。

（二）怡脑参杞百果粥

材料：淮山药30克、西洋参10克、枸杞子15克、百合10克、黄精15克、腰果仁25克、粳米200克、冰糖适量。

做法：将上述药物、食物同放锅内，加水500毫升，用文火煮至粥熟即可。每晚睡前1小时温食。

（三）杜杞养肾护脑粥

材料：生地黄10克、黄精10克、黄芪15克、杜仲15克、枸杞子10克、黑芝麻10克、莲子15克、粳米30克。

做法：先将7味中药水煎取汁，然后用药汁煮粳米粥食用。

二、脱发，滋阴补肾不"绝顶"

在生活中，面对脱发的人士，我们常用"聪明绝顶"这个词来调侃。然而，调侃毕竟是调侃，事实上脱发与聪明是风马牛不相及的。那么，脱发到底是什么原因造成的呢？

脱发是一种以毛发稀疏脱落为主要特征的皮肤病。临床上常见的有斑秃、多种原因所致的局限性脱发和弥漫性脱发等。

《黄帝内经》中对脱发有过记载："女子五七，阳明脉衰面始焦发始堕……男子五八，肾气衰，发堕齿槁。"不难看出，肾气的衰弱是脱发的根本原因。中医认为："发乃血之余。"根据中医精血同源的理论，精亏则血少，血少则头发得不到充足的滋养，因而渐渐干枯而脱。所以中医对于脱发的治疗主要是滋阴补肾，填补肾精。

很多人都有脱发的烦恼，早上起来一梳头，地上总是掉好多头发；每次洗头发，掉得更多。许多人就担心了，这是不是身体有什么问题呢？

是不是有问题，我们可以从脱发的数量和时间来判断。

正常情况下，我们每人每天都会掉60～80根头发，这些头发部分是因为受牵拉而脱落，还有的时候呢，则是到了休止期而自然脱落的，这是头发新陈代谢的表现，所以是正常的，不必太担心。但是，如果头发在短时间内明显掉得厉害了，甚至是成片地脱落，那是一种病态性的脱发了，要引起注意。

现代临床医学认为，脱发大多与精神过度紧张，工作、生活过于劳累，内分泌失调和自身免疫紊乱有关。从中医临床上来看，脱发应根据肾虚的具体表现，需要辨证治疗。

阴虚火旺的人往往头发油亮且有光泽，但经常脱落，而且头屑比较多，常伴有乏力、耳鸣、腰酸等症状，舌红苔少，脉细数等。对于这种类型的脱发人士，需要滋补肝肾，方剂可采用知柏地黄丸合二至丸、桑麻丸加减。

具体药方是：枸杞15克、知母10克、黄柏10克、麦冬30克、淮牛膝30克、桑叶12克、黑芝麻15克、侧柏叶15克、熟地15克、墨旱莲15克、女贞子15克、山茱萸10克、山药30克、泽泻10克、茯苓15克、丹皮10克。用水煎服，每日1剂，日服2次。

此方有很好的养肾功效，对于阴虚火旺引起的掉发能起到缓解和治愈的效果。

而肾精亏虚的人头发多为干枯焦黄，暗淡无光，舌红苔少，脉沉细，头屑较少，时常伴有心烦失眠、头晕耳鸣、腰酸无力等症状。

对于这一类型的脱发人士，需要补肾填精，方剂可采用七宝美髯丹加减。

具体药方是：制何首乌15克、熟地15克、炒白芍10克、当归10克、茯苓10克、淮牛膝20克、天麻10克、枸杞子15克、菟丝子15克、补骨脂15克、龟板15克、巴戟天15克、肉苁蓉15克、甘草10克。用水煎服，每日1剂，日服2次。

其中，制何首乌补肝益肾、涩精固气，但是现代药理研究表明首乌具有肝肾毒性，所以应该慎用，尤其不能久用；枸杞子、菟丝子均入肝肾，填精补肾，固精止遗；当归补血养肝；牛膝强健筋骨。以上诸药补肾精、益肝血，药性较平。

当然，如果您脱发的问题不是很严重，也可以通过以下的食疗方进行自我调理：

（一）当归杜仲煲鸡蛋

材料：当归15克、杜仲30克、枸杞15克、黑芝麻15克，鸡蛋2只。

做法：将上面四种食材用清水2碗煎取1碗，滤渣取汁；鸡蛋煮熟去壳，刺数个小孔，用汁煮片刻饮汁吃蛋。每周5次，1个月为1个疗程，可以补肾养发，使发根恢复一定正常稳定水平。

（二）归芪蒸鸡汤

材料：当归15克，黄芪30克，核桃20克，枸杞30克，淮山药30克，乌鸡1只，姜、葱、胡椒粉、食盐、黄酒适量。

做法：乌鸡杀好洗净，当归、核桃、淮山药、枸杞、黄芪与葱、姜同入鸡腹中，放入罐内，再注入清汤，加盐、胡椒粉、黄酒，上笼蒸2小时，出笼后去姜、葱，加味精调味即食。

（三）滋肾固发鹌鹑汤

材料：鹌鹑3只、黑芝麻10克、菟丝子15克、当归10克、黑木耳30克、桑寄生15克、陈皮5克。

做法：鹌鹑杀好洗净；菟丝子、黑芝麻、当归、黑木耳、桑寄生用清水1200克煎至400克，去渣取汁；药汁与鹌鹑一同隔水炖熟，最后加盐调味即可。适合肾精虚衰型。

除了食疗、食补以外，我还要特别提醒患有脱发症的人，在日常生活中应避免不良刺激，不可焦虑忧愁，宜情怀宽松，思想开朗，保持充足睡眠，这个病的治疗不可能快速见效，要持之以恒，坚持治疗，不可半途而废。

同时，患者不宜洗头过勤，不宜用碱性皂，水温不要过热或过冷，一般每周洗1～2次即可，用硼酸皂或硫黄皂洗头为好，水温接近体温就行。

三、须发早白，填补肾精是关键

每个人都希望自己永远年轻漂亮，可对于许多人而言，过早发白的须发却在误导人们对他们真实年龄的判断。明明是血气方刚的青年人，为什么会悄悄长出白发，甚至一夜之间须发全白？从中医的角度分析，原因主要有：肾阴不足、肝郁气滞等。而在临床上，肾阴不足导致的须发早白是最常见的，也是患者最为烦恼的。

肾阴不足，又可分为两种情况：一种是肾气阴两虚，这种情况在青中年中较为多发，这部分人群由于工作、生活压力过大，长期劳累或者房事无度，容易出现精气亏损，阴液不足，须发因缺少气血的滋养而过早地变白的情况。

如隋代巢元方著的《诸病源候论》中记载："肾气弱则骨髓枯竭，故发变白也。"《医学入门》也说："因房劳损发易白。"

肾气阴两虚引起的须发早白，刚开始只是偶然地数根见白，或者黑发色变灰淡，之后逐渐增多，灰淡部分也变为灰白，再往后就是全部变白。

有的人，在头发变白的过程中，胡须和眉毛的颜色也跟着慢慢变灰，发白。年轻的朋友可能不会感觉有什么不适的症状出现，但中老年朋友还可能会伴有头晕眼花、耳鸣耳聋、腰膝酸软、夜尿频发、舌红或暗胖、脉虚弦或细数等症状出现。

肾虚引起的须发早白还有一种情况，那就是肾精亏虚而引起，这种情况在中老年中较为常见。

随着年龄的增长，他们的身体脏腑功能在逐渐减弱，出现肾精亏虚的状况很常见，特别是在大病或久病之后，肾精亏损会更严重。此时，头发因失去气血滋养，会花白甚至全白，同时还会稀疏掉落，头发看起来纤细缺乏光泽，或者一梳就断，有的患者同样会出现头晕眼花、耳鸣耳聋、酸膝酸软、舌质淡红、苔薄白而少、脉沉细弱等症状。

在临床上，这两种类型的须白早白的治疗方法也是不同的，需要辨证施治。一般来讲，对于青年患者和部分肾虚不太明显的中年患者，我的治疗原则是以补肾益气、滋阴养发为主。如果是肾精亏损的中老年患者，治疗时则以补肾填精、滋阴养发为原则。方剂与治疗脱发的方剂相通，在此不再赘述。

▼ 已经白了的头发，还能再黑回去吗？

我记得有好几位患者都问过我这样一个问题："赵大夫，这已经白了的头发，还能再黑回去吗？"

这是可以的，人之所以早白发，一个重要原因就是肾脏气血不足，头发失去滋养而干枯发白，如果把肾调养好了，肾元充足了，有足够的气血濡养发根了，白头发是能够回到往日乌黑亮泽的状态的。

我认为，要早日摆脱须发早白的关键是患者自己治疗有信心。不管是汤药也好，还是中成药，或是其他的西药，都有一个药效积累的过程。

要让白头再黑回来，并不是十天半个月就可以做到的，少则几个月，长则半年，甚至是一年，都是有可能的，您一定要有耐心。

当然，除了药物调理，在饮食上还可以吃些滋补的食品，如木耳、核桃、芝麻、黑豆等，有助于毛发生长。平时，也可以用参片或制何首乌煮水或泡茶喝，喝几天如果不上火的话，可以接着喝，补肾乌发的效果不错。

除此之外，我还为有须发早白的朋友推荐几款食疗药膳，希望大家能够从中受益。

（一）参杞百果粥

材料：黑芝麻15克、西洋参10克、枸杞15克，百合10克、腰果25克、粳米200克、冰糖适量。

做法：将黑芝麻、西洋参、枸杞、腰果、百合、粳米、冰糖同放锅内加水500毫升，用文火煮至粥熟即可。

（二）归杜圆杞桑芝饮

材料：当归身10克、杜仲15克、桂圆肉30克、枸杞10克、桑葚子30克、红枣10枚、黑芝麻10克。

做法：煮水煎。每日早晚各服1次。

（三）地黄杜杞乌发粥

材料：生地黄10克、黄精10克、黄芪15克、杜仲15克、枸杞10克、黑芝麻15克、莲子15克、粳米30克。

做法：先将7味中药水煎去渣取汁，用药汁煮粳米粥，再配冰糖食之。每日1次。

四、耳鸣、耳聋，肾精足则听觉聪敏

通常，耳鸣和耳聋都跟肾虚有关，是肾中精气不足的表现。中医上讲，肾为耳之梢，肾开窍于耳，如果肾精充足，那么人的听觉就会聪灵；肾精虚则两耳失聪。也就是说，我们可以通过听力状况来判断肾气是否充盈；反过来，我们也可以填精补肾来达到预防和治疗耳鸣、耳聋的效果和目的。

一般来讲，耳鸣和耳聋往往是相继发生或者同时存在的，有的病人是先有耳鸣，然后再逐渐发展为出现不同程度的耳聋，也有的是两者兼而有之。在临床上，耳鸣、耳聋分为肾精亏虚证和肾气阴两虚证两种情况。

在治疗时，还有虚实之分，实证多见于年轻朋友，一般发病较急，可突然发生，应立即去医院就诊；虚者都为中老年朋友，由于肾精亏损或者脾胃虚弱，病程较长，而且经常反复发作，选择中药治疗效果会更好。

我记得有一位女性患者，年近50，由于长年起早、熬夜做手工活，今年年初耳朵听力出现了问题，左耳耳鸣。刚开始左耳还能听到"呜呜"的响声，没有及时治疗，后来耳鸣时，一摇头，左耳里有"咕嘟咕嘟"的响声，好像里面藏着什么东西，后来这只耳朵的听力也基本上消失了。

那时，她女儿带着她四处求医，有段时间服用了一些安神补血之类的中药后，听力恢复了些，但不久又不行了，左耳听力又回到了以前几乎听不见声的状态。

我详细询问了她的一些发病情况，发现这位患者不仅有耳鸣、耳聋，还伴有头晕目眩、失眠盗汗、腰膝酸软、牙齿松动、舌红苔少、脉细弱。很明显，她这是典型的肾精亏虚引起的听力障碍。

我给她开了方剂"耳聋左磁丸加减"，让她回去服用。

具体药方如下：熟地黄15克、丹皮10克、山药10克、山茱萸10克、茯苓10克、泽泻15克、淮牛膝15克、五味子10克、磁石15克（先煎）。每天1剂，水煎取600毫升，分3次于饭前1小时温服。也可以服用同名的中成药，每天2次，每次1丸，淡盐开水送服。

此方磁石平肝潜阳，熟地滋阴益肾；山茱萸、山药补肝肾；茯苓健脾渗湿；丹皮清泄肝火；泽泻清涌浊，熟地黄养血滋阴。

这位患者朋友坚持服用了一个月后，左耳耳鸣有所好转；服用两个月后，耳鸣症状消失，左耳听力也恢复得差不多了。

肾气阴两虚引起的耳鸣、耳聋患者既有阴虚的症状，如头晕目眩、失眠多梦、腰膝酸软、口燥咽干以及手足心热等，也有自汗怕冷、全身乏力等气虚的症状，患者舌质红苔少，脉细弱或细而快。治疗这类患者要以补肾滋阴、益气通窍为主。方剂可选用参芪地黄汤减。

具体药方如下：太子参15克、炙黄芪15克、白术10克、炙甘草6克、熟地黄15克、丹皮10克、山药10克、山茱萸10克、茯苓10克、泽泻15克、淮牛膝15克、五味子10克。每天1剂，水煎取600毫升，分3次于饭前1小时温服。

方中太子参、炙黄芪健脾益气，熟地黄滋补肾阴。参芪地黄汤出自清代沈金鳌《沈氏尊生书》，对肾气阴两虚的人士具有很好的改善作用，同时对慢性肾炎、慢性肾功能不全者有一定的治疗效果。

当然，无论是选用哪种方剂，我都建议您让专业的中医大夫为您辩证后再做治疗。

在这里，我给大家推荐几款补肾益气粥，经常吃也可以起到辅助治疗耳聋耳鸣的效果。对于身体健康的朋友来讲，还可以达到不错的养生功效，既能补肾，还能调脾开胃，对身体益处多多。

（一）猪肾粥

材料：猪肾1对、粳米160克、葱白2根、人参1克、防风6克。

做法：将上述材料共同煮粥食用。可用于老年性耳聋。

（二）补肾滋阴三仁粥

材料：核桃15克、西洋参10克、龙眼肉15克、生苡仁30克、枸杞子15克、粳米50克。

做法：将上述材料共煮成粥，加冰糖适量，早、晚各服1次。适宜肾气阴两虚的患者食用。

（三）百参茯菊大枣粥

材料：百合15克，高丽参10克，茯苓30克，菊花10克，大枣10枚，粳米150克，精盐、味精、胡椒粉各适量。

做法：将粳米、大枣淘洗干净，与上四味药一同放入锅内，加水适量，大火烧开，改用小火煮至粥熟，调入精盐、味精、胡椒粉即成。早、晚分2次食粥。适用于肺肾同虚的患者。

五、腰痛，肾精充足，腰脊强壮有力

我们老百姓都管肾叫"腰子"，《黄帝内经》也说："腰者，肾之府，转摇不能，肾将惫矣"，可见肾与腰确实是关系密切，而且腰部的一些病痛也多与肾有关。很多人都有腰酸痛的老毛病，老年人更是常见。虽然不是什么重症、急症，可如果不找准病根，要彻底治好，还是不容易的。

腰痛的种类有很多，病因也很复杂。在临床上，最常见的腰痛有两种，一种是肾虚引起的腰痛，另一种是瘀血阻滞造成血液不通产生的腰痛。肾虚引起腰痛，不难理解，肾主骨，肾气虚了，那么腰椎失去充养，就会出现病变。腰椎失去了正常的功能，就会疼痛。

所以，很多人腰部肌肉酸痛的同时，还会感觉到腰椎无力，久坐或者久站都不舒服，靠着或者躺着就感觉好点儿。有些人以为是腰椎间盘突出，可去医院查又查不出毛病来，实际上根本病因还在于肾。

中医还有一种说法，就是"瘀则不通，不通则痛"，所以瘀血阻滞也容易引发腰痛。如果腰部经脉气血不通或者腰部受了外伤，都可能引发腰痛。要区分这两种类型的腰痛也不难，按照疼痛的特征来划分，肾虚引起的腰痛主要是酸痛、空痛、隐隐作痛，活动时疼痛感加剧，静止时减轻；而瘀血腰痛则是刺痛、胀痛，静止时加重，活动后反而减轻。

肾虚引起的腰痛又有两个常见证型：肾阳虚寒湿症和肾气阴两虚证。

我有一个朋友就是典型的肾阳虚寒型腰痛患者。来我这儿就诊时，他常常感觉腰部冷痛沉重，严重时腰不能转动，一转疼得更厉害，阴雨天加重，而且特别怕冷，舌质淡、苔白腻，脉沉。

我给他开了一副补肾散寒、温通经络的方子，方名为右归丸合甘姜苓术汤加减。

　　具体药方是：制附子6克（久煎）、杜仲15克、枸杞子15克、肉桂6克、独活15克、狗脊20克、淮牛膝15克、狗脊15克、续断15克、桑寄生15克、干姜15克、炙甘草10克、白术10克、茯苓15克。

　　我叮嘱他每天一剂，加水600毫升煎服，分3次饭前1小时温服。他按我的方子，连服了一个月，腰痛果然好多了；再服一个月，腰痛消失了。如果大家也有和我这位朋友类似的症状，不妨按这个方子抓药吃着试试。

　　肾气阴两虚引起的腰痛症状又不同，患者常感觉腰部酸软，喜揉按，下肢无力，劳累加重，休息时又好些，常反复发作，手足心发热，舌质红舌苔少，脉沉细或细而快。治疗这类腰痛要以益气养阴、壮腰健肾为原则，可用参芪地黄汤加减。

　　药方如下：党参12克、炙黄芪15克、生地黄15克、丹皮10克、山药10克、山茱肉10克、茯苓15克、泽泻15克、桑寄生15克、丹参30克、杜仲15克、续断15克、桑寄生15克、淮牛膝15克。每天1剂，水煎取600毫升，分3次于饭前1小时温服。

　　食疗也是辅助治疗腰痛的一个重要方法，下面两款食疗方很适合肾虚引起的腰痛患者食用，有补肾壮阳、补中益气的功效。

（一）核韭炒腰花

　　材料： 核桃仁30克、韭菜100克、猪肾1个。

　　做法： 将核桃仁、韭菜洗净，切碎；猪肾洗净，剖开，开水浸泡2小时，去浮沫。起油锅，核桃仁、韭菜、猪肾同炒，加黄酒、姜、盐、葱调味后食用。

（二）羊肉芡杜参杞汤

材料： 羊腿肉250克、杜仲30克、枸杞子30克、西洋参15克、芡实50克。

做法： 将羊腿肉洗净，切成小块，开水浸泡1小时，去浮沫，置锅中，加清水500毫升，急火煮开3分钟，加枸杞子、杜仲、西洋参、芡实，改文火煲50分钟，加黄酒、葱、姜、食盐、味精调味，分次食用。

六、过敏性鼻炎，调理肾肺固卫气

过敏性鼻炎是一种十分常见的病症，可常年或者季节性发作，患者主要表现为频繁地打喷嚏、流清鼻涕以及鼻黏膜肿胀。许多患者都认为这是受凉感冒或者吸入空气中的敏感物质而引起的，实际上，频繁地打喷嚏和流鼻涕很可能是肾虚的暗示。

老李今年50岁，过去是一名运动员，身体一直都非常好，一年四季，感冒发烧这种小病都很少。但最近几年，身体开始不行了，老是腰酸背痛不说，还得上了鼻炎。医生嘱咐他每天早上起床前喷一次鼻炎喷雾剂。

他发现这药对缓解鼻炎症状确实有效，可是如果有个一两天忘记喷的话，就会不停地打喷嚏、流鼻涕。有时候，一闻到炒菜的油烟味，一吃到辣椒等有刺激性气味的食物都要忍不住打喷嚏、流鼻涕。除了经常打喷嚏，老李还感觉身体疲乏无力，特别怕冷，手脚发凉。

我相信大家都会打喷嚏，有人说打喷嚏是有人想您了，有人说打喷嚏是有人骂您了，但如果您喷嚏连连，或是像老李那样一闻到刺激气味就喷嚏不止，那可就是肾虚了。

▼ 过敏性鼻炎和肾有什么关系？

过敏性鼻炎的主要原因在于肺肾。肺失肃降，卫气不固，腠理疏松，风寒邪气乘虚而入，上犯鼻孔所致。这个如何来理解呢？

我们先来了解一下"卫气"。卫气属阳，卫有保卫之义，它就像是护卫城墙的士兵，时刻防备着外敌的入侵。结合我们的人体，卫气的作用就是温养内外，滋养腠理，护卫肌表，开阖汗孔的作用。

如果肺气虚了，卫气"护卫"不力，城门虚掩，那么风寒邪气就会乘机侵入人体，这时邪正相搏，卫气打不过邪气，邪气就会上犯鼻窍，使肺气不得通调，津液都停聚拥塞在这里，所以有鼻炎的人，会鼻塞，流鼻涕。这就是肺气虚，失肃降而引发过敏性鼻炎的原因。这种情况建议服用一些具有益气固表、调肺理气的药物来加以调理，比如说玉屏风颗粒或者胶囊等。

虽然人体卫气有赖肺之肃降，但根源还在于下焦肾。我们知道，肾是先天之本，如果人体肾气虚弱，卫气的来源就会不足，到达卫气的宣发通道——肺的卫气就会大大减少，那么肺就无法发挥宣发和肃降的功能，于是就会出现频繁打喷嚏和流鼻涕的现象了。

但如果是过敏性鼻炎又久治不愈的人，我建议您还是找个经验丰富的中医看看，除了与肺脾有关外，也常是肾出现了问题。

在临床上，常见的肾虚型过敏性鼻炎主要有两种类型：一种是肾阴虚证，一种是肾阳虚证。肾阴虚的患者，除了老打喷嚏，久治不愈外，还会伴有鼻痒，流浊鼻涕，口干舌燥，咽干咽痛，五心烦热以及头晕耳鸣等症状。观察这类患者的舌头，还会发现舌质明显比一般人红，并且苔少的现象。这种情况下，患者可选择药方六味地黄汤加减，或选择同名的中成药六味地黄丸也可。

如果是肾阳虚证的人，则除了频繁打喷嚏外，还会有鼻塞（早晚时加重），不停地流清鼻涕，脸色苍白，腰膝酸软，畏寒怕冷，四肢不温，舌质淡、苔白，脉沉弱等现象。像上例中的老李就属于这种类型的患者。

治疗这类患者要以温补肾阳为主，在医生辨证之后，可以选用金匮肾气汤合麻黄附子细辛汤加减。

具体药方是：制附子6克、肉桂6克、熟地黄15克、丹皮10克、怀山药10克、山萸肉10克、茯苓15克、泽泻15克、麻黄6克、细辛3克、辛荑6克、鹅不食草5克。用水煎服，一日两次。

此方有温阳补中的功效，有益于扶助肾阳；同时也能起到滋养肾阴的作用。只有肾气旺盛，卫气充足了，身体抵御外邪的能力才会增强，打喷嚏、流鼻涕的症状才能从根上治好。

七、哮喘，补肾益肺止咳定喘

哮喘和过敏性鼻炎有一些相似，很多人都会认为这种病是因为肺出了问题，其实并不全是这样，肾虚也会引起哮喘。

为什么这么说呢？中医上说："实喘责在肺，虚喘责在肾。"肾有纳气的功能，如果肾虚了，肾纳气的功效失灵了，就会引起气的上逆，进而发为哮喘。而同时，这种情况常伴有痰气阻肺络，肺宣发肃降失常，也会引发哮喘。

我还记得两年前冬天，有位女性患者从外地过来找我看病。她当时刚过40岁，但是和我说她哮喘反复发作已经5年之久了，期间她曾在当地医院就诊，被诊断为"支气管哮喘"，给予氨茶碱、激素类药物，病症能控制，但是反复发作，她实在太痛苦了，就听别人介绍来找我。

我说，你别着急，先说说你是从什么时候开始喘的。

她给我讲，大概是5年多前，她有次出门在外没注意保暖，受了寒风吹袭感冒了，当时拖拖拉拉感冒一直持续了两周，就是从那个时候咳嗽时常发作，但自己也没有在意，结果后来就变成了哮喘。

现在她说自己经常感到气喘憋闷，而且喉咙里喘的声音像打鼾，气短，只要稍微动一动就喘；咳嗽的时候痰不多，颜色发白，相对黏稠，还不易咳出；有时候还有腰膝酸软的症状，并感到寒冷，睡眠不太好；月经量多，有血块、痛经；大便不成形。

听她大概说了自己的情况，我让她张嘴看看舌头。这位患者舌质发紫，舌下脉络瘀滞，舌苔白腻。给她号脉，脉沉细化。

充分了解了她的发病情况，结合脉象和舌诊，我断定这位女士是因为肺肾两虚、痰瘀交阻而引发的哮喘。对症的治疗方法是补肺益肾，化痰祛瘀。

大家记住一点，如果您舌质发紫，舌下脉络突起明显，说明身体里是有血瘀的。

我给她开了个丸药处方：党参15克、炙黄芪30克、河车粉15克、五味子10克、款冬花8克、杏仁10克、丹参15克、沉香5克、茯苓10克、麻黄10克、桃仁8克、蛤蚧尾一对、川贝母10克、桔梗10克、甘草6克。诸药粉碎后，水泛为丸，每次6克，每日3次。温开水送服。

这个方子除了补肾益肺之外，还有化痰祛瘀的功效。其中蛤蚧有定喘止咳的功效，据《本草纲目》记载，其"补肺气，益精血，定喘止咳，疗肺痈消渴，助阳道"。实际上，蛤蚧除了止渴还有调理月经的效果。

这位女士吃了一个月之后，哮喘有了很大好转，复诊时我在方上稍作了一些加减。经过两个月的调理，这位女士哮喘的症状全部消除，并且其余不适的症状也没有了。我嘱咐她注意别受凉，别劳累，就可以了。

她高高兴兴地走了，每到逢年过节，都给我发个祝福短信。遇到这样有心的朋友，我很高兴。

八、失眠，调心补肾助睡眠

我在前面提及过肾和心的关系，在人体中，肾主水，心主火，心与肾的关系就好比太极图，阴阳相交，水火相济。

心肾不交，则火水不济，身心就会出毛病。最主要的症状是失眠，其次是焦虑、心烦，就是俗话说的"百爪挠心"，另外还伴有情绪易激动。

我有位患者朋友，40多岁，几年之前外出办事，但是总不顺心，外加上路途劳顿，出现了烦闷不寐的症状，晚上躺在床上翻来覆去睡不着，每天也就能睡3个小时左右，而且还时常出现头晕耳鸣、心慌等情况。

这位朋友试着吃了一些养心安神的药，有点好转，就没继续就医。但是最近半年工作一忙，压力一大，又有些心烦不寐、头晕耳鸣了，而且他还有手足心发热、盗汗、口渴咽干、大便干结的症状。

他试着服用安定等催眠药，依然不见效，没办法，就听别人介绍找我看病。我听了他的描述，给他号脉触诊。他舌质红少苔，脉细数，结合他的描述来看，应该是心肾阴虚、火旺扰心导致的失眠。

我问他："你是不是还有点健忘、掉头发？"

他说："是啊！赵大夫，您怎么知道？我最近老忘事儿，而且一起床枕头上就有不少头发。我都怀疑我这是不是更年期综合征啊？"

我笑着说："更年期那是女人的事，你这是典型的心肾阴虚，心肾不交，火旺扰心。没事儿，我给你开个方子，你先吃吃。"

其实很多失眠的朋友都是心肾阴虚、心肾不交的情况。像这位朋友，劳心过度，暗耗阴血，虚火内扰，所以手足心热，会烦躁失眠。而肾阴不足有个明显的表现是头晕耳鸣。口渴咽干、盗汗，个别者还会有遗精等现象。

所以对症治疗宜滋阴补肾，养心安神兼以清火，我给他开的方剂是天王补心丹合知柏地黄丸加减。

具体药方是：生地黄25克、玄参10克、麦冬10克、五味子5克、炒枣仁30克、山萸肉15克、党参20克、柏子仁20克、知母10克、莲子心3克、夜交藤25克、黄连5克、丹参10克、茯神15克、泽泻5克、丹皮5克、当归10克。用水煎服，每日2次。

此方有滋阴养血、补心安神、滋阴补肾、清心火等功效。我嘱咐他先吃上一周，看看效果。他点头告别。

过了一周之后，这位朋友复诊说服药之后能睡四五个小时了，头晕耳鸣的现象也好了很多。我就在上次药方的基础上，给他加了生龙牡和远志、茯苓等药，能安神养心，还可交通心肾。

又过了一周，这位朋友说他能睡6个小时了，而且大便畅通，心烦、盗汗也不严重了。我说好，咱们再接再厉，然后给他开了方剂。又过两周，这位患者朋友睡眠已经正常，我就给他开了一点中成药稍微调理即可。

如果大家有失眠难寐的情况，可多考虑自己是不是有心肾阴虚的情况，有中医基础的朋友可以自行辨证调心补肾，没有中医基础的朋友请到邻近中医院就诊。

九、早泄，益肾固精是诀窍

我有位患者朋友小李，今年30岁，正是血气方刚、性需求旺盛的年纪，可是结婚5年了，性生活始终令他不太满意。每次过夫妻生活时，阴茎刚刚进入阴道就控制不住要射精，从未让太太获得性欲的满足。

妻子虽然没说什么，但他心里很是内疚。后来，经过朋友介绍，来找我看看，希望我能把他的隐疾治好。

我详细询问了他的情况，他除了早泄外，还伴有口干口苦、眼睛发红、心烦易怒、失眠多梦、头晕耳鸣、手脚心发热、腰腿酸软、小便短黄、大便偏干等症状。我再看了看他的舌头，舌质发红、苔少，脉搏细快。他还告诉我，他与妻子每周过3～4次性生活，阴茎容易勃起。

小李就属于典型的早泄。什么是早泄呢？早泄是指男性阴茎插入阴道后，在2分钟之内射精，而女性尚未达到性高潮的性交不和谐病证。一般，夫妻同房时间一般为3～13分钟，3～7分钟为可以接受的时间，理想的时间为7～13分钟。据调查，在100个男性当中，有28个左右的男性有此情况。

这个病，虽然不是什么大问题，但会影响性生活质量，长期如此，夫妻感情会受到影响，有的夫妻会因此关系变冷淡，甚至离婚，所以有早泄的朋友，要引起重视，并及时接受治疗。

早泄除了心理因素以外，肾虚也是一种常见的原因，由肾虚导致的性功能减弱，不能正常的藏泄精液，进而就会产生早泄的症状。所以，中医治疗早泄主要以补肾为主。小李属于肾阴虚损、虚火妄动而引起的阳痿。

在治疗时，要以滋补肾阴、泻火固精为主，所以我常用知柏地黄汤加四逆散加减。

具体药方如下：盐炒知母10克、盐炒黄柏10克、生地黄15克、丹皮10克、泽泻15克、茯苓15克、山药10克、柴胡15克、枳实10克、白芍15克、炙甘草6克、莲子心6克、金樱子15克、生龙骨30克（先煎）、生牡蛎30克（先煎）。每天1剂，水煎取600毫升，分3次于饭前1小时温服。

小李按照我的方子坚持服用半个月，症状明显好转，手脚心出汗、口干口苦、腰腿酸软的症状明显好多了；继续服用两个月后，症状完全消失了，夫妻生活正常了，质量也提高了。

除阴虚火旺型以外，临床上还有一种类型比较多见，就是肾气虚型。具体症状为：性欲淡漠，阴茎勃起稍缓慢，一性交就泄精，且精液清冷稀薄，患者多伴有腰酸腿软，精神萎靡不振，尿频、尿不禁，经常出汗，疲乏无力，有的人掉头发，有的人牙齿松动，舌质比正常的人要淡，看上去很嫩，舌苔薄白，脉搏很沉，要用力才能摸到。

治疗这类患者要采取温补肾气、固肾涩精的方法，方剂可以选用济生秘精丸加减。

具体药方如下：菟丝子15克、韭菜籽15克、白石脂15克、白茯苓10克、熟地黄15克、沙苑子15克、桑螵蛸15克、生龙骨30克（先煎）、生牡蛎30克（先煎）、五味子10克。每天1剂，水煎取600毫升，分3次于饭前温服。

除了药物治疗外，患者还可以选择上述的穴位按摩方法，可以自己做，也可以夫妻配合完成，对预防和辅助治疗阳痿的效果很好。

十、不育症，补肾生精恢复活力

造成男性不育症的原因有很多，我在临床上比较多见的是由肾精不足而引起的死精症。

过去这种情况相对今天是比较少的，但是在最近这一二十年，男性不育症的情况越来越多。我觉得一方面是因为现代人都在忙着追求成功，或是忙着各种应酬，透支了身体；另一方面也是因为现代人的饮食没有过去健康，运动也比过去的人要少很多。

有一回我去参加义诊，正好碰到一位30岁刚出头的小伙子，身体看上去很魁梧，但是脸色很差，面色发黑黄。

他很不好意思地给我讲述了他的苦衷。原来是他三年前结婚的，结婚之后本来不着急要小孩，但是家里老人总是催，就开始不采用避孕措施，结果一年了也没动静，就有点着急。于是到处求医问药，吃过很多种中药、中成药，也没见到效果。

接着他拿出一摞化验单，我一看精液检查的结果真是不理想，精子活动率仅为15%，而且精子的活动力很差。

我先问他："你爱人做过妇科检查么？"

他说做了，女方检查发育正常，输卵管也畅通，月经正常，排卵检测也有正常排卵。

我说："好，那就是你的问题，别着急，我们慢慢调，一定会好的。"

实际上有不育症的男同志是很有压力的，而且越有压力，越是难怀上。我给他号了脉，脉沉细弱，且舌淡苔白。我大概心里有了数。

我问他性生活是否正常。小伙子若有所思地告诉我，性生活质量一般，有时候感觉勃起不是很坚硬，射精无力，而且性欲不是很强，一个月也就一两次吧。

我点点头，问他还有什么不适的症状。

他说自己有时候腰膝酸软，时常怕冷，精神也不太好，总是打哈欠犯困。

听他说完，我心里已经明白了，这个小伙子也是典型的肾精不足、宫冷精死而导致的不育症。这种情况应该采用温阳益气、补肾生精的方法。

关于肾精不足，或许很多人看过前面的内容应该有所了解了，那么宫冷精死是怎么一回事儿呢？

这种情况解释起来稍微复杂一些。《秘本种子金丹》中记载："男子精寒，肾中之精寒也。精虽射入子宫而元阳不足，则阴无以化，是以不孕。"

简单来讲，人的精气属火为阳，精液属水为阴，精子视为阳中之阳。但精子本身又可分为阴阳，即精体为阴，阴中之阴，精子存活率及活力为阳，为阳中之阳，寒属阴主静，温属阳主动，精遇寒则凝，遇温则动。精子数量的多少取决于肾阴盈亏，而活动率高低取决于肾阳的盛衰。

所以，这个小伙子的情况，在治疗上应以益肾温阳为主。如果有的朋友不仅精子活力差，而且精子数量也少的话，可以采用阴阳双补的方式。

我给他开了方子：制附子6克（久煎）、肉桂6克、肉苁蓉10克、菟丝子10克、蛇床子120克、枸杞子10克、巴戟天15克、当归10克、熟地黄20克、山萸肉15克、仙灵脾15克、柴胡10克、白芍15克、乌药10克、怀山药20克、黄芪25克、

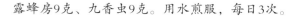
露蜂房9克、九香虫9克。用水煎服，每日3次。

方子中制附子、肉桂有温阳补中的功效，有益于扶助肾阳；熟地黄、山萸肉和怀山药能滋养肾阴；仙灵脾、巴戟天、菟丝子温肾益精；肉苁蓉温补肾阳且益精血；黄芪补元气；柴胡疏肝理气。

最后，我嘱咐小伙子一定要按时吃药，不要太着急，服药期间调整好情绪，多休息，戒烟酒。小伙子使劲点点头，说一定按照我的要求做。

过了两个月，小伙子来找我复诊，一进门就一脸高兴地说："赵大夫，我的精子活动率达到80%，太谢谢您了！我现在可以备孕了吗？"

我点点头说："一看你就好好吃药调理来着，好好准备吧。"

又过了几个月光景，小伙子又来了，这次他给我带来了个好消息——媳妇怀上了。

行医这么多年，我总感觉人们经常被一些疾病弄得十分疲惫，其实大家要相信，只要对症施治，有病就有解决的方法。